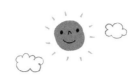

子育ち・子育て

被ばくカット マニュアル

あなたにもできる
被ばくを減らす4つの方法

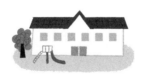

編著 **安斎育郎**
協力 **福島プロジェクト**

かもがわ出版

> はじめに

被ばくを減らす実用虎の巻

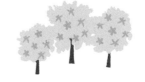

「おじいちゃん、だれのおじいちゃん？」
　福島のさくら保育園で園児にそう聞かれました。見なれないじいちゃんが機械をぶらさげて、なにか調べているのが気になったのでしょう。
「だれのおじいちゃんでもないんだよ。京都から新幹線で来た」
「キョートって聞いたことある〜。なにしに来たん？」
「ホーシャノー調べに来た」
「ママが『ホーシャノーはこわい』って言ってた」
「じいちゃんがホーシャノーがあるかどうか調べてみるからね」
「ふ〜ん。がんばってね。じゃあバイバイ」

「放射能を中和するクスリとか、できないんでしょうか？」
　福島の学習会で、若いお母さんにそう聞かれました。科学が進歩している現代社会だから、今に放射能を無害化するクスリぐらいできそうなものだ——そう思ったのかもしれません。
「残念ながら、それはできません。これは科学の進歩の問題ではなくて、原理的にできないんです。今も将来も」
　お母さんの表情ががっかり顔に変わり、うつむきかげんになりました。
「でも、被ばくを減らす方法ならあります」
　すると、お母さんが「んっ？」という顔になり、上向きます。
「きょうは、その話をしましょうね。被ばくを減らす４つの方法——これを勉強しましょう」

子どもたちは、「ホーシャノウ」という言葉は聞いたことがあっても、なんのことやら理解できません。おとなたちが必要な知識を学び、放射線環境を科学的にきちんと見立て、子どもたちが余計な被ばくをしないで安心して過ごせるように、なんとか私たちの知識と技術を提供したい——この本を執筆し、それに協力した「福島プロジェクト」のメンバーは、そんな思いで毎月福島に通っています。

　被災から5年半が過ぎ、避難先よりも放射線レベルが高い地域への「帰還」が始まりつつあります。今なお山野は除染されておらず、イノシシなどの獣害も心配されますが、除染されたとされる生活空間にも、ところどころに放射能のたまり場（ホットスポット）が残っています。また、放射性物質は県境を越えましたが、福島県以外の自治体では、放射線環境の見立てや除染も公的・組織的には行われていないのが実情です。放射線被ばくについて多くの人々が「今」と「将来」への不安を抱き続けています。

　本書を「被ばくを減らす実用虎の巻」として役立ててもらえればうれしいですね。

安斎育郎

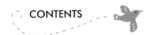 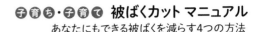

あなたにもできる被ばくを減らす4つの方法

はじめに 被ばくを減らす実用虎の巻　2

紹介 福島プロジェクト　8

1 子どもたちの安全・安心な暮らしとすこやかな発達のために　9

2 私たちはこうして放射線や放射能を測定します　19

1 まず、実態を調べます　4つの道具・4つの方法　20
空間放射線量率 ●ホット・スポット・ファインダー（HSF）
土の汚染 ●簡易ベクレルモニター
野菜の汚染 ●ヨウ化ナトリウム・シンチレーション分析器
人の被ばく ●ヨウ化セシウム検出器を用いた個人被ばく線量計

2 測定の実際を紹介します　22
空間放射線量率 ●ホット・スポット・ファインダー
土の汚染 ●その場で測れる簡易ベクレルモニター
野菜の汚染 ●まるごと測れる食品汚染分析器
人の被ばく ●1日単位の被ばくがわかるミニドース

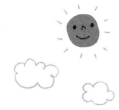

3 被ばくを減らす4つの方法　27

1. 放射能はどこにあるのでしょうか ●予備知識　28
2. 放射能のたまり場を写真で見てみましょう　29
    1 ●水が流れ下る傾斜地の下の裸地・砂地・草地・窪地　29
    2 ●屋根・雨どい・雨だれが落ちた庭先　29
    3 ●もじゃもじゃ・けばけば・ざらざら・でこぼこしている場所　30
    4 ●側溝／とくに水の流れの悪い側溝の底にたまりやすい　30
    5 ●林の地表面／とくに杉などの針葉樹林　31
3. 放射能はどこにあるのでしょうか ●実態を測る　32
4. 被ばくを減らす4つの方法　33
    1 ●除染　放射性物質を取り除く　34
    2 ●遮蔽　あいだにじゃまものを置く　35
    3 ●距離　放射線源から遠ざかる　36
    4 ●時間　被ばく時間を短くする　37
    応用編　38

4 専門家のサポートで、測って考え、保育をつくる　齋藤美智子　39

5 はっきり知りたい！被ばくと放射能のこと Q&A 30　49

Q 中学生から　50

1 ● 私たち被災者は、「被ばく者」なのでしょうか？／ 2 ● 世界中の海が汚染されることはないのでしょうか？／ 3 ● 給食の福島県産米や野菜など、毎日食べていて安全なのですか？／ 4 ● 将来、「がん」になったときも治療費は自己負担なのでしょうか？／ 5 ● 避難解除後の学校再開で、通学路や農道などは安全なのでしょうか？／ 6 ● 雨や雪に当たらないほうがよいのでしょうか？

Q 高校生から　56

7 ● そもそも放射能は、どうして体に悪いですか？／ 8 ● 放射能は「中和」することはできないのでしょうか？／ 9 ● 体内に入った放射能は、消えないのでしょうか？／ 10 ● 放射線を少しずつ長期に浴びると、どのような影響がありますか？／ 11 ● 私たちは、がんになりますか？／ 12 ● 私たちの子どもに、身体障害児が生まれないでしょうか？／ 13 ● 将来、農業をやりたいのですが、放射能はどうなっているのでしょうか？／ 14 ● 国の言っている情報は、すべてほんとうのことなのでしょうか？

Q 保護者から　65

15 ● 放射線は、年間どのくらい浴びると体に悪影響となるのでしょうか？／ 16 ● 震災前の放射線量はどのくらいだったのですか？／ 17 ●「ガラスバッジ」を継続しています。いつまで必要なのでしょうか？／ 18 ● 洗濯ものや布団を普通に外で干していますが、問題ないですか？／ 19 ●「河川の汚染」の実態を詳しく知りたいです。／ 20 ● 除染された土が庭に埋められて残っています。いつまでこのままなのでしょうか？／ 21 ● フレコンバッグの山が築かれていますが、このようななかで生活し続けて、大丈夫なのでしょうか？／ 22 ●「山林除染」が実行されなくなりましたが、今後、どのような影響が

出るのか心配です。／23 ●「甲状腺がん」がこれだけ多く発症しているのに、なぜ、県は因果関係を積極的に認めないのでしょうか？／24 ● ベラルーシでは、子どもの検査を半年に 1 回実施していますが、福島県では 2 年に 1 回のままで大丈夫なのでしょうか？／25 ● 放射線のリスクが、喫煙や肥満のリスクと対比されて説明されることがありますが、疑問があります。

Q 保育者から 76

26 ● 水たまりに入ったりしても大丈夫でしょうか？／27 ● どろんこ遊びをさせたいのですが、大丈夫でしょうか？

Q 教職員から 78

28 ● なぜ、県外では食べるもの以外を検査しないのでしょうか？／29 ● 学校における「放射線教育」のあり方について教えてください。／30 ● 原発事故の「緊急時避難マニュアル」は、どのような内容が必要でしょうか？

6 放射線・放射能の ABC（基礎知識）
——もっとよく知りたい人のために 83

1. 原子　84
2. 放射線と放射能のちがい　85
3. 放射線の被ばく量の単位 ● シーベルト　87
4. 放射能の強さの単位 ● ベクレル　88
5. 放射線の影響　89
6. 放射線はどのように測る？　90
7. 放射能はどのように測る？　91
8. 自然放射線　94

あとがき 私たち親世代の責任　98

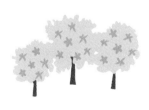

紹介

福島プロジェクト

「福島プロジェクト」は、放射線防護学の研究者・技術者などがボランティアで進めている原発被災者支援プロジェクトです。

メンバーは、安斎育郎（安斎科学・平和事務所所長、立命館大学名誉教授）、桂川秀嗣（東邦大学名誉教授）、佐藤理（福島学院大学教授）、山口英俊（株式会社SWR）、早川敏雄（合資会社 太陽エンジニアリング）、島野由利子（事務局、安斎科学・平和事務所）で、フリーエンジニアの橋詰義晴、河田道人も協力しています。

「福島プロジェクト」は、「放射線被ばくは少ないほどよい」という立場を基本に、「被ばくを減らす4つの方法（除染・遮蔽・距離確保・被ばく時間短縮）」を実践的に応用し、被災者の被ばくをできるだけ少なくすることをめざしています。

私たちは、被災地の放射線環境を科学的に見立て、「事態をあなどらず、過度におそれず、理性的に向き合う」よう心がけながら、放射線被ばくをできるだけ少なくするために、だれでもできる方法をどんどん試み、広めたいと思います。

できるだけ被災者とともに現場に身を置き、被災者が不安に思っていることによく耳を傾け、情報や気持ちを共有しながら、納得のいく対応策を模索していきたいと願っています。

福島プロジェクト　連絡先：安斎科学・平和事務所
TEL：075-741-7267（月・水・金 午後在室）／FAX：075-741-7282

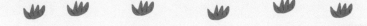

1

子どもたちの
安全・安心な暮らしと
すこやかな発達のために

●心身すこやかに育つことへの願い

　子や孫がすこやかに育つことを願う心は、だれも同じでしょう。「すこやか」とは何でしょうか？
　私の１つの専門は「放射線防護学」ですが、もう１つの専門は「平和学」です。現代平和学の分野では、「平和」は「戦争のない状態」ではなく、もっと広く、「暴力のない状態」と理解されています。「暴力」とは何かと言えば、「人間が能力を全面開花するのを妨げている原因」と考えられています。
　つまり、暴力とは、だれもが能力満開で活躍できる条件を奪っている原因のことで、確かに、戦争は人間の能力を根こそぎ奪っていく最大の暴力に相違ないにしても、ほかにも、飢餓・貧困・社会的差別・人権抑圧・環境破壊・医療や教育の遅れなど、人間の能力の開花を妨げている原因がいろいろあります。現代平和学ではこれらはすべて「暴力」の仲間に分類され、これらの暴力のない社会をめざすことこそが「平和を創造する」ということだと考えられています。
　そういう見方からすれば、福島原発事故によって放射能がまき散らされ、子どもたちが自由にのびのびと自然と戯れて感性や知性を磨いたり、外遊びで友だちと交わりながら人とのコミュニケーション能力を培ったりできないとすれば、それは、子どもたちの能力の発達を阻害する一種の「暴力」と言わなければならないでしょう。
　私たちが、この「暴力」にどう立ち向かって子どもたちの能力の発達を促していくのかは、とても大切な問題です。この状況に負けて、子どもたちを放射線環境から隔離するために囲い込み、豊かな能力の発達を促すことができなければ、それはおとな社会の子どもたちに対する責任が果たされていないということになりかねません。状況を科学的に見きわめ、どうすればより

安全・安心な環境で子どもたちをすこやかに成長させることができるのか、私たちは真剣に考えなければならないでしょう。

●福島の子どもたちに起きていること

　原発事故後、福島の子どもたちが通っている学校では、年間の放射線被ばく線量が１ミリシーベルト以下になることをめざして校庭の除染が進められ、環境はだんだん改善されていきました。それでも、目に見えない放射能・放射線への懸念はすぐにはなくならず、外での運動が控えられてきました。

　その結果、子どもたちの体力、運動能力に低下傾向が見られるようになり、肥満傾向の子どもが増加しました。事故から３年目の 2014 年８月１日の『福島民報』は、「運動習慣戻らない」という大きな見出しで、県内の小学校１年生から高校３年生までの生徒・児童に対する福島県教育委員会の調査結果を紹介、「小中生の体力低下──全国平均以下」「原発事故の影響続く」と報じました。

　調査は、県内の小学校 35 校（5,484 人）、中学校 28 校（4,230 人）、高等学校 23 校（6,180 人）を対象に実施された大規模なもので、握力や上体起こしなど８種目についての得点を前年度の実績や全国平均と比較しました。それによると、小・中・高校の 12 学年のうち、男子は８学年で、また、女子は７学年で前年度の値を下まわり、男女とも小学校２年生から中学校３年生までの８学年で全国平均を下まわりました。どうも、原発事故による放射能汚染が、外での遊びや運動を控えさせ、それがこうした傾向に影響を与えているようです。

● 二本松で過ごした私の子どもの時代

　私は、4歳から9歳までの5年間を福島県の二本松で過ごしました。戦時中の空襲を逃れて、1944（昭和19）年に東京から疎開し、小学校3年生までを二本松駅のすぐそばで暮らしました。当時は保育園などありませんでしたが、貧乏生活のなかでもはだしで野山を駆けめぐり、ドジョウやイナゴやタニシをとり、野イチゴや桑の実を食べ、いつもおなかをすかしながらも元気に飛びまわっていました。おやつは干した渋柿の皮だったり、竹の葉に梅紫蘇を包んだものだったりしました。たまに蒸かしたサツマイモをもらったりすれば、それはそれはごちそうで、皿の上で自動車や電車の形を作ったりしてさんざんもて遊んだ果てに、やっと食べるといったありさまでした。

　農薬が使われていなかったせいもあって、田んぼにはイナゴがいっぱい跳び交っていましたが、イナゴは佃煮にして食べられるので、動物性タンパク質の補給源として貴重でした。布の袋の入り口に竹筒を差し込んでイナゴをとると、袋に入ったイナゴは逃げられません。あぜ道を行きつもどりつしながら、夢中になってイナゴをとりました。

　遊び道具と言っても戦中・戦後のあの時期には、手の込んだものは何もありませんでした。たまに五寸くぎの1本も手に入ると、友だちと代わりばんこに地面に突き刺して相手が描く図形を取り囲んでいく「くぎ刺しゲーム」に打ち興じましたし、自転車のリング（わっぱ）があれば、溝に棒を押し当ててひたすら輪を転がす遊びを何時間も続けました。川でドジョウをとるには、よ〜く観察してドジョウのいそうな場所を見きわめ、そろりそろりと近づいてザルで素早くすくいました。

　近くの二本松神社の石段や小さな山を駆け上ったり、駆け下りたりしているうちに、おのずから足腰がきたえられ、自然と豊かに交わりながら四季折々

の季節感を味わう感性が磨かれ、友だちとの交わりを通じて人間関係の機微を感じとり、コミュニケーション能力が身についていったように思います。

　戦争直後に通った小学校には若い男の先生はいませんでしたし、教科書もろくに整備されていませんでした。家でも本を買ってもらうなどということはほとんどありませんでしたし、紙を自由に使えるような環境にもありませんでしたが、それにもかかわらず、二本松で暮らしていたあの5年間は、私の四季折々の変化に感応する心や、自然を観察し考察する力、さらには、ちょっとした物があればそれに工夫を施して何か別のものを生み出していく創造力などを育むうえで、とても大事な時期だったように思います。

●あらためて、保育・教育の目的を考える

　さて、考えてみると、保育所・保育園にはいろいろな役割がありますね。
　もともとは、児童福祉法にいう保育所は、保護者が病気だったり、働いていたりして子どもたちの世話ができないようなときに受け入れる施設を意味しましたが、今では、単なる「託児所」ではなく、子どもたちが能力めいっぱいに現在を生き、魅力的な将来の生活を切り拓いていくための基礎的な力を培っていく社会教育施設としての役割が期待されています。
　そのなかには、次のようないろいろな面があるでしょう。

1　いろいろな創作活動や遊びや表現活動を通じて、思考力や創造力を育んでいくこと
2　保育者とのやりとりや、小さいながら先輩・後輩、兄姉弟妹といった成長段階のちがいのある子どもたちどうしの共同生活を通じて、子どもなりに人間関係のさまざまな局面や状況に接し、とまどったり、楽しくなったり、共感したり、悲しくなったり、うれしくなったり、い

らだったりしながら、心のバランスのとり方といったものを体験していくこと（こむずかしく言えば、「自己の相対化」〈相手との関係で自己を律する心〉の視点の学習、かな）
3 日常生活をおくるうえで大事な安全（危険）や健康（病気）などについての習慣やルールを身につけていくこと
4 生きるためのツールとしてとても大切な「ことば」や、それを通じてのコミュニケーション能力を豊かに獲得していくこと
5 外遊びを通じて自然に体がきたえられ、散歩などを通じて四季折々の環境の変化への気づきや社会的なルールの習得が図られること

　保育所・保育園が、こうした役割を自信をもって担うためには、いろいろな社会的な条件整備が必要ですが、こと「放射線」「放射能」について心配が生じたら、どうぞこの本のノウハウを活かしていただき、それでも不安や迷いを感じるときは、遠慮なく「福島プロジェクト」にご相談ください。

●「福島プロジェクト」のめざすもの

　もしも、原発事故による園内・園外環境の放射能汚染によって、前節で述べたような保育活動への取り組みが委縮しているとすれば、それはなんとか克服したいものです。放射能汚染や放射線被ばくについて実態を客観的・科学的に見きわめ、子どもたちの発達にとって好ましい保育環境をつくり、人間発達を精いっぱい促していくことをめざしたいものです。
　私たち「福島プロジェクト」は、いつも、「事態を侮らず、過度に恐れず、理性的に向き合う」ことをモットーにしています。汚染や被ばくの実態がどの程度のものなのか、その見きわめに力を貸してほしいというご要望があれば喜んでお手伝いいたします。

よくお聞きするのは、「放射能はこわいけど、具体的になにをどうこわがり、どう対処すればいいのかわからない」という声です。目に見えず、においもしない放射能・放射線は、(「危険だ」と聞いているだけに) 不気味です。「福島プロジェクト」は、まず汚染や被ばくの実態を科学的に把握し、なにをどうこわがればいいのかを明らかにします。そのうえで、「こうすればもっと安心な環境になるでしょう」という提案をします。実証的に汚染や被ばくの実態を調べて、「私たちはこう考える」というコメントをお伝えしますので、判断の参考にしてもらえればうれしく思います。

　この本に書かれている「被ばくを減らす4つの方法」は、原理的には簡単なことですし、読者のみなさんがそれぞれに工夫すればそんなにむずかしくなく実践可能なことです。しかし、「餅は餅屋」「馬は馬方」「蛇の道は蛇」ということわざもありますから、放射能汚染や被ばくのことで悩んだら、悩んだままにせずに、ぜひ相談してください。そのバリアーを超えて、一歩でも二歩でも前に進めるようにお手伝いできれば幸いです。

●なんとしても生きる力を紡ぎ出そう

　私は、1972年12月、日本学術会議という「日本の科学者の代表機関」と呼ばれていた会議が催した最初の原発問題のシンポジウムで基調的な講演をしました。私は東京大学工学部の原子力工学科を卒業した第1期生15人の1人で、その当時は、医学部放射線健康管理学教室の助手をつとめていました。32歳の若さでしたが、当時原発立地が予定されていた全国あちこちの住民によばれて講演したりしていたので、日本の原発開発のあり方について調べたり考えたりすることが多く、常々その危うさについて不安を抱いていました。日本学術会議では、「日本の原発開発の健全性を点検する6項目の基準」を提言したのですが、それらは、次の6点です。

1 原子力開発の自主性が保たれているか
2 経済優先主義がまかり通っていないか
3 軍事利用の危険性がないか
4 民主的な地域開発計画を尊重しているか
5 労働者および地域住民の安全性が実証科学的に保障されているか
6 原子力行政のあり方が民主的であるか

　これらは今でも大事な点検基準だと感じていますが、実際上、日本の原発開発はこれらの基準をはみ出し、結局、人類史にも残る福島原発事故を起こしてしまいました。私は1973年から福島の浜通りの人々といっしょに活動し、翌1974年には、史上初めての「住民参加型公聴会」も開かせ、地域の人々の推薦で私も参加しました。

　いちばんびっくりしたことは、今「帰還困難区域」になっている福島県双葉町の婦人会の代表が演説し、「1974年の夏の甲子園の高校野球大会では、わが双葉高校を1回戦で『11対0』で破った広島商業が優勝した。原爆の街・広島の子どもたちが元気に活躍しているのだから、平和利用の原発の放射能は恐れるに足りない」という趣旨の演説をしたことでした。そんな非科学的な雰囲気で日本の原発開発が推進されて大事故を起こしたことは、科学者として残念でなりません。

　私たちは裁判も起こして、「事故時に核燃料を冷やす緊急炉心冷却系（ECCS）が働かなかったら燃料が溶けて大量の放射能が環境中にばらまかれる危険がある」と指摘しましたが、福島原発事故では実際にそうなってしまいました。福島地方裁判所→仙台高等裁判所→最高裁判所と12年間争われた裁判には負けましたが、判決文のなかには、「緊急炉心冷却系が働かないなどの想定をすると事実上どのような原子炉の設置も不可能に近いものとなる」と書かれており、あくまで原発設置が前提とされているようでした。

だから、私は、原発問題については読者のみなさんが再稼働や新増設の問題を含めてよく考えて、その是非を判断されることを期待しています。
　私は個人的には、いつまでも原発依存を続けるべきではないという強い思いをもっていますが、事故が起こってしまった福島の現実を前にして、いつまでも打ちひしがれていないで、「なんとしても生きる力を紡ぎ出そう」とも感じています。
　今、福島では、私たちの前に放射能汚染の現実があります。それをきちんと見立て、生きる道を理性的に編み出し、積極的に前に進みたいと願っています。「帰還困難区域」など、これからも引き続き対策を必要とする地域もありますが、幸い、人々が現に暮らしている地域は、工夫しだいで被ばくをさらに減らし、より安心できる環境をつくれる条件があります。
　協力して知恵を出し合い、もっと安全・安心な未来を選びとりながら、子や孫のすこやかな発達にふさわしい環境づくりに取り組みましょう。

2
私たちはこうして
放射線や放射能を測定します

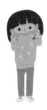

1・まず、実態を調べます
4つの道具・4つの方法

　私たち「福島プロジェクト」は、要望があればどこへでも行き、まずは放射能汚染の実態を調べます。実態を知ること——これはいちばん大事なことです。次の4つの道具・4つの方法で測定し、被ばくを減らすにはどうすればよいかを提案します。

空間放射線量率
ホット・スポット・ファインダー（HSF）
株式会社 日本遮蔽技研製

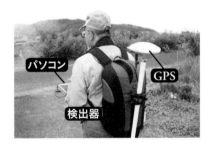

「歩く放射線自動測定・記録・表示システム」この装置を身に着けて歩きまわると、歩いた場所の放射線レベルがパソコン上に数値と色分けで表示されます。それをもとに描き起こした地図。
➡ p.22、32

土の汚染
簡易ベクレルモニター
株式会社 日本遮蔽技研製

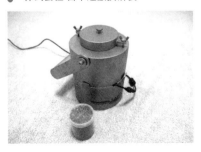

これは、ヨウ化セシウム・シンチレーション分析器で、車に積んで運び、田や畑などの土を採取した現場ですぐに放射能濃度が分析できるので、除染が適切に行われたかどうかなど、その場で判断できて、たいへん便利です。

■ 野菜の汚染
ヨウ化ナトリウム・シンチレーション分析器
株式会社 安西メディカル製

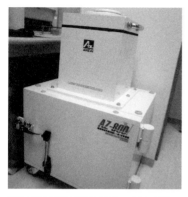

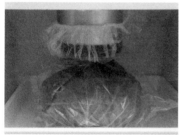

福島市渡利の「さくら保育園」は、安斎の斡旋で食品の放射能を簡便に分析するための測定システムを導入しました。

「福島プロジェクト」もこの装置を利用させてもらっています。野菜などを切り刻まず、そのまま測れるので便利です。食品中の放射線濃度が基準値（100ベクレル／kg）を十分下まわっているかどうかを確認します。

■ 人の被ばく
ヨウ化セシウム検出器を用いた個人被ばく線量計
アメリカ RAE 社製

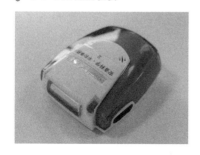

ポケットに入る小型サイズで、パソコンにつなぐと、1日ごとの被ばく線量がグラフと数値で表示されます。

➡ p.25　被ばく量の変化と行動記録の対応関係から、いつどこで被ばくしたかもわかります。

❷　私たちはこうして放射線や放射能を測定します

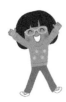

2・測定の実際を紹介します

空間放射線量率
ホット・スポット・ファインダー

　測定してほしいという要望のあった場所をホット・スポット・ファインダーを持って歩きまわると、図1のように、空間放射線量率（マイクロシーベルト／時）がすぐに地図上に数値と色分けで表示されます。

　これを見ると、どこに「ホットスポット」（放射能のたまり場）があるか、ひと目でわかり、被ばくを減らすにはどこを重点的に除染しなければならないかなど、適切な対策を検討することができます。

図1●放射線量率の測定／福島県飯野町 民家周辺（2016年7月21日測定）

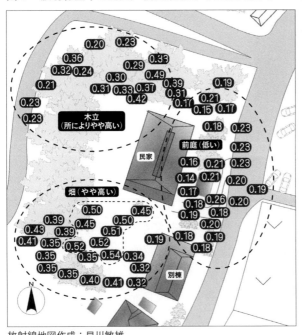

注：図中の数値は空間放射線量率で、単位は「マイクロシーベルト／時」家の南側の畑と北側の木立（屋敷林）の一部に放射線レベルがやや高い所がある。畑は人が立ち入るので、点線で囲んだエリア（0.45〜0.54マイクロシーベルト／時）は、表層土を入れ替えることが好ましい。

放射線地図作成：早川敏雄

> 土の汚染

その場で測れる簡易ベクレルモニター

　私たち「福島プロジェクト」は、できるだけ調査に行ったその日、その場で、調査の依頼者といっしょに放射線環境を見立て、どうすればもっと被ばくを減らせるかを考えます。そのためには汚染の実態を知ることが大切なので、その場ですぐに結果がわかる測定器を使います。

　「簡易ベクレルモニター」は、土の汚染検査にとても威力を発揮しています。

　下の例では「測定時間約1分で、土の汚染が約12,650ベクレル／kg」であることがわかります。

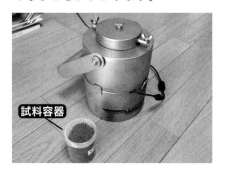

試料容器

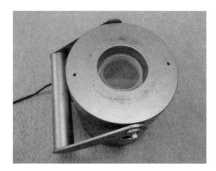

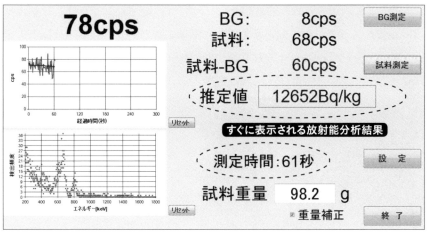

[野菜の汚染]
まるごと測れる食品汚染分析器

　私は、福島原発事故からほぼ2か月後の2011年5月8日、福島市での講演の機会に市内渡利地区の「さくら保育園」を訪ねました。それ以来、放射能汚染や被ばくについていろいろと相談にのってきましたが、なかでも大きな問題は、給食の食材の汚染チェックでした。

　普通の測定器の場合、測定前に食材を細かく切り刻んだり、ミキサーにかけたりする必要があるため、調理には使えなくなってしまいます。そこで、そのまままるごと測れる簡易型の測定器を導入することにしました。食品についての環境省の基準「100ベクレル／kg」を十分下まわっているかどうかを判断するためです。

　食材を傷めずに測定できるので、測定の結果問題ないものはそのまま調理にまわすことができます。保育園は、利用するすべての食材についてチェックし、保護者の心配にも応えてきました。私たち「福島プロジェクト」は、保育園の厚意で、今でもこの測定器を食品などの分析に利用しています。

　下の写真の測定例は、散歩コースでひろったツバキの実を測定したものです。そのまま測定すると、約670ベクレル／kgの汚染がありましたが、ビニール袋に入れて中性洗剤と水で簡単に洗浄すると、放射能は半分以下に減り、約300ベクレル／kgとなりました。表面に付着していた汚染土が洗い流されたためです。

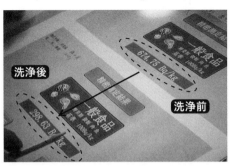

　食品放射能分析器はとても手軽に測定できるため、むやみにこわがるのではなく、「なんでも測って、汚染の程度をきちんと知って対応する姿勢」を生み出しました。

人の被ばく
1日単位の被ばくがわかるミニドース（福島のYさんの例）

図2 ● 1日単位の被ばく測定／福島市在住 Yさんの被ばくレベルの変化

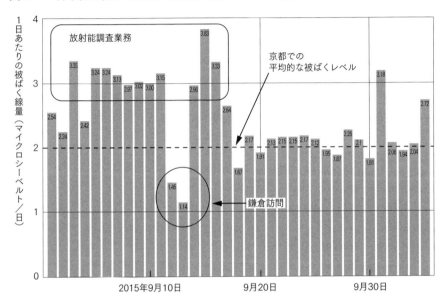

注：1日ごとの被ばく線量の変化
測定：「福島プロジェクト」による実測データ

　福島市に住むYさんは、NPO法人の仕事で、放射能汚染の実態調査にも取り組んでいます。

　図2に太い破線で示したのが、私が住んでいる京都の自然放射線のレベルで、1日2マイクロシーベルトぐらいです。Yさんの被ばくを見ると、鎌倉に行っていた日は京都よりずっと低い被ばくですが、福島で放射能調査業務をやっていた日は高めに被ばくしていることがわかります。

　このように「ミニドース」は1日単位で被ばくのようすを知ることができます。

世界中どこで生活していても、天から降ってくる「宇宙線」や、地中に含まれている天然の放射性物質から出てくる「地殻放射線」などの「自然放射線」を浴びています。図2の京都と鎌倉の違いでもわかるように、自然放射線のレベルは地域によって違います。

　このような体の外から浴びる「外部被ばく」のほかに、空気中の自然放射性物質（ラドン）や食物中の自然放射性物質（カリウム40など）を体内に取り込むことによる「内部被ばく」もあります。　p.78

3

被ばくを減らす
4つの方法

1 放射能はどこにあるのでしょうか？ ●予備知識

いよいよ、「被ばくを減らす4つの方法」をお伝えします。まず、放射能はどこにあるか、予備知識を整理し、私たちが測ってみた実態を紹介します。

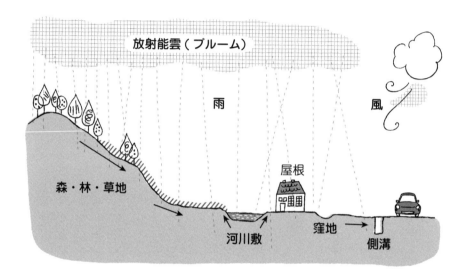

放射能がたまりやすいところ

- 水が流れ下る傾斜地の下の裸地、砂地、草地、窪地
- 屋根、雨樋、雨だれが落ちた庭先
- もじゃもじゃ、けばけば、ざらざら、でこぼこしている場所
- 側溝（とくに水の流れの悪い側溝の底にはたまりやすい）

2　放射能のたまり場を写真で見てみましょう

1●水が流れ下る傾斜地の下の裸地・砂地・草地・窪地

　福島第一原発事故では、事故発生から数日のあいだに「水素爆発」で原子炉建屋が壊れ、放出された大量の放射性物質が雨と風で運ばれて地形に応じて各地に汚染をもたらしました。その汚染は、未除染の場所や、除染済みの場所でもまだら模様にあちこちに残っています。

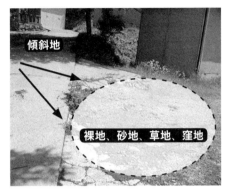

　雨水に含まれて風に乗って運ばれてきた放射能は、「水は低きに流れる」と同じで、低いほうへ低いほうへと流れながら、草地や裸地や窪地にたまりました。今でも、傾斜地の下側の草むらや窪地や苔むした土地や舗装されていない土地などには「ホットスポット」（放射能のたまり場）がありますので、注意してください。

2●屋根・雨どい・雨だれが落ちた庭先

　汚染された雨水を受けた屋根は当然汚染されましたが、汚染雨水を集めた雨樋も汚染し、とりわけ、雨樋の末端が排水溝まで届かずに垂れ流し状態になっていたところでは、例外なくその周辺が強く汚染されました。また、軒先から雨だれが落ちた庭の土には、まわりよりも強い放射能が含まれています。

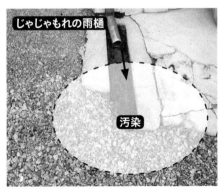

3　被ばくを減らす4つの方法

3 ● もじゃもじゃ・けばけば・ざらざら・でこぼこしている場所

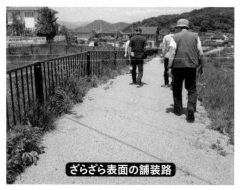
ざらざら表面の舗装路

表面がざらざら、けばけば、もじゃもじゃ、でこぼこした場所は汚染が残っていることが多いです。このような場所は、放射性物質が表面の小さな穴などに入り込んでいるので、除染してもなかなか落ちません。たとえば、除染済みの舗装道路でも、表面がザラザラの舗装面の場合には除染効果が不十分で、かなりの汚染が残っていることが多いのです。

また、水はけを良くするために「透水性舗装」が施された場所では、表面よりも下の層に汚染が残っており、表面を除染しただけでは汚染は落ちません。

4 ● 側溝／とくに水の流れの悪い側溝の底にはたまりやすい

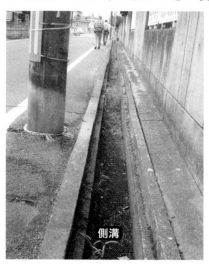
側溝

汚染された雨が降った市街地では、道の両側にある側溝は放射線のレベルが高い例が多く見られます。いつも水が流れている側溝はそれほどでもありませんが、傾斜がなく水が滞留しがちな側溝では、汚染水が流れ込んだ後、水だけが蒸発して強い汚染が残っていることがあります。とくに、鉄板やコンクリートの蓋のない側溝のまわりは、放射線のレベルが高いことを心得ておいたほうがいいでしょう。

5 ● 林の地表面／とくに杉など針葉樹林

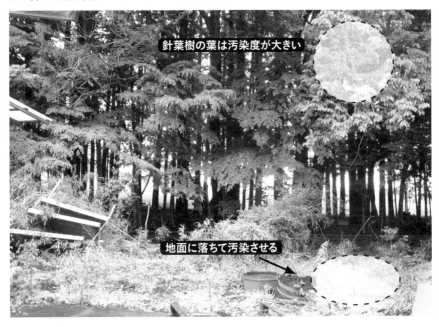

　原発から放射能を運んできた放射性雲（プルーム）にさらされた山や木々は、当然、放射能で汚染されました。今でも、山林や防風林（屋敷林、いぐね）には、汚染が残っていることが多いです。

　事故のとき木についていた枝葉はやがて地面に落ち、放射能を伴ったまま腐葉土化して山地の汚染として定着します。とくにスギの葉のようなケバケバした針葉樹の葉は、表面積が大きいためたくさんの放射能を付着させているので、強い汚染の原因になります。また、葉は腐葉土化する過程で分解され、沢水や地下水の汚染も引き起こし、それが沼地や田を汚染させる原因の一つになりました。

3 放射能はどこにあるのでしょうか ●実態を測る

「予備知識」はとても役立ちますが、実際に測ってみればもっと確かですね。

下の図は、「福島プロジェクト」が福島市渡利の「さくら保育園」の散歩道を「ホット・スポット・ファインダー」で実測した例です。実際にはグーグル・マップ上に表示されますが、ここでは手書きした地図を使っています。除染の効果の確認や、ホットスポットの発見には欠かせないデータです。お住まいの地域などで測定希望があればご相談ください。

図 ● 放射線量率の測定／福島市渡利「さくら保育園」の散歩道（2013年10月測定）

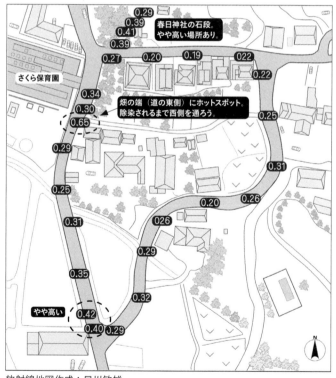

注：事故後2年半の時点での空間線量率分布。全般的に下がりつつあり、散歩には差し支えないが、保育園の東側の畑沿いの道にホットスポットがあるので、除染されるまでは道の反対側（西側）を歩こう。春日神社の石段はやや高い場所があるので、さらに除染を期そう（その後除染が進められ、現在はさらに放射線レベルは低くなった）。

放射線地図作成：早川敏雄

4　被ばくを減らす4つの方法

放射線から身を守るには、次の4つの方法があります。

1 ● **除染**：放射性物質を取り除く
2 ● **遮蔽**：放射性物質と人体とのあいだに遮蔽物を置く
3 ● **距離**：放射性物質に近づかない＝汚染から遠ざかる
4 ● **時間**：放射線レベルが高い場所にいる時間を短くする

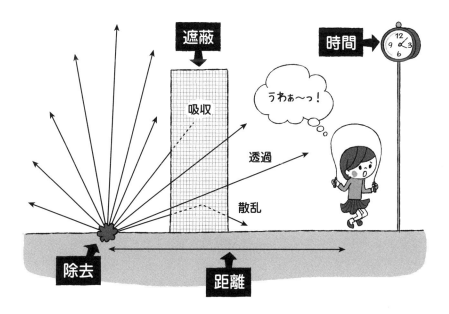

　状況に応じて、これら4つの方法を組み合わせて被ばくをできるだけ減らすことが大切です。
　「福島プロジェクト」は、それぞれの地域の汚染状況に応じて、どうすれば被ばくを減らすことができるかについて助言します。

被ばくを減らす4つの方法1

除染：放射性物質を取り除く

- 行政に除染を要請します。
- 行政が除染してくれる見通しがない場合、自分たちで5〜10センチほどの表層土を削ります。削った土は、人が立ち入らない場所に穴を掘って埋め、標識を立てておきます。

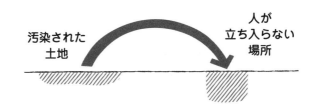

　「除染」というのは、ある場所の放射性物質を取り除いて、人の被ばくに結びつかない別の場所に移すことを言います。放射性物質がなくなるわけではありませんが、放射性物質を人間の被ばくに結びつかない場所に移動させて、時間とともに、だんだん放射能が弱くなるのを待つ作戦です。

　除染はあくまでも「放射性物質を取り除く」ことが大事で、屋敷林の除染ではスギの葉などが腐葉土化しつつある表層5〜10センチを除去しなければなりません。地表に生えている雑草を刈り取っても、放射能は減りません。それは「清掃」ではあっても、「除染」ではありません。除染を適切に行えば、必ず被ばくレベルは下がりますので、今後もできるだけ除染を進めましょう。

　なお、除去した土や葉などをフレコンバッグに詰めていつまでも野積みしてあるのは好ましくありません。セシウム137は、30年で半分、100年で10分の1、200年で100分の1、300年で1000分の1に減ります。なるべく早く100年単位で安全に保管できる場所をつくり、そこに保管・管理することが望まれます。

被ばくを減らす4つの方法2
遮蔽：あいだにじゃまものを置く

- コンクリート・ブロックでも、レンガでも、瓦でも、水入りのペットボトルでも、金属の板でも、砂のうや土のうでもよいので、汚染した場所と人間の体とのあいだに遮蔽物を置きます。
- 側溝にはなるべく、ふたをします。

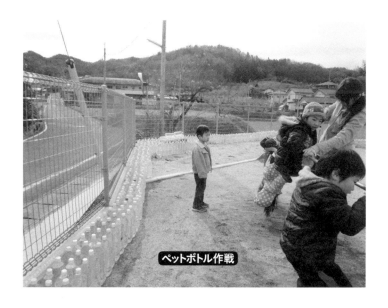

ペットボトル作戦

　ある時期まで園庭のまわりには、水を入れたペットボトルが３列ぐらい並べられていました。園庭の内側は除染できますが、外部は勝手に除染できないので、外の汚染からくる放射線を遮蔽するために、保護者の協力を得て、ペットボトルにひと役かってもらいました。

被ばくを減らす4つの方法3
距離：放射線源から遠ざかる

- 放射能で汚染された場所から、できるだけ離れます。
- ホットスポット（放射能のたまり場）を見つけたら、なるべく近寄らないようにします。

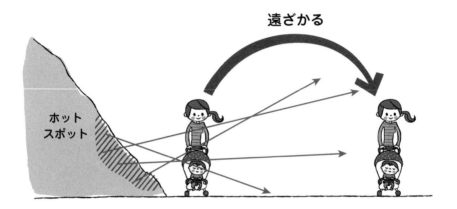

　ホットスポット（放射能のたまり場）を見つけるには、放射線のレベルを測定する必要がありますが、「福島プロジェクト」は要望があれば測定のお手伝いをします。

　情報がない場合は、「放射能はどこにあるか──予備知識」を利用して、末端がじゃじゃ漏れ状態だった雨どいの下とか、除染していない杉林の中や草地の土手などには、なるべく近づかないように心がければよいでしょう。

　しかし、いちばんよいのは、測定して汚染の実態を調べることです。

被ばくを減らす4つの方法4
時間：被ばく時間を短くする

- 家族が長くいる部屋（居間）は、いちばん放射線のレベルの低い部屋を選びます。
- とくに、1日6～9時間を過ごすベッドや寝室は、放射線レベルが低い場所を選びましょう。

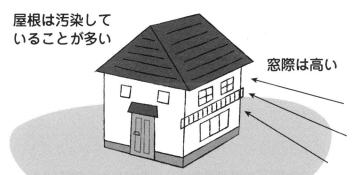

屋根は汚染していることが多い
窓際は高い
1階より2階が放射線レベルが高いことも少なくない

　放射線レベルが高い場所には長居しないようにすることが大切ですが、そのためにも、どこが放射線レベルが高いか、測定することが大切です。長い時間を過ごす勉強部屋、ベッド、居間などの放射線レベルは、できるだけ低く保ちましょう。

応用編

　私たち「福島プロジェクト」は、汚染の実態を調べて、その場で除染することもありますし、行政に除染を要請したりすることもあります。しかし、実際の生活環境、保育環境を調べてみると、すぐには除染できない場合も少なくありません。そんな場合には、「被ばくを減らす4つの方法」を組み合わせて応用します。

　下の写真の例では、雨どいが汚染雨水をたれ流したため、マルで囲ったあたりの下が汚染されていました。こびりついて簡単には除染できないので、コンクリート・ブロックや鉢植えを置いて遮蔽に役立てました。人が通る手前側にプランターを置いて、汚染箇所に近づきにくくするのも、ひとつの方法です。

　保育園の散歩道については、散歩コースの放射線レベルを測定して、より被ばくの少ない散歩コースを提案することもあります。あるお宅では、おばあちゃんが土手に面した窓側のベッドで寝ていましたが、放射線レベルがもっと低い仏間の真ん中で寝るように勧めたこともあります。

　また、子どもが使っていた2段ベッドの上の段は汚染した屋根に近いため、畳に布団を敷いて寝ることを勧めたこともあります。

　「福島プロジェクト」は、「被ばくを減らすできるだけ実践可能な方法」を提案します。

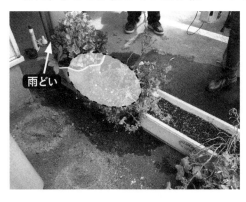

プランターの下に筋状の汚染があるため、遮蔽も兼ねる。

4

専門家のサポートで、測って考え、保育をつくる

さくら保育園(被災当時園長) **齋藤美智子**

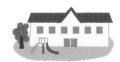

●放射線の専門家との出会い

　原発事故が実際起ったとき、私たちにほんとうのことを知らされることはありませんでした。ただでさえ条件の悪い福祉保育現場で、私たちは、困難にぶつかるたびに、学び、話し合いながら、解決の道を探ってきました。目にも見えず、匂いもしない正体不明の放射能について、まずは、学ぶことから始めました。

　あのとき、真っ先に私たちのもとに駆け付けてくださったのが、放射線防護学専門家の安斎育郎先生でした。2011年5月、福島県保育連絡会主催の市民講座の講師として迎えることができました。放射能に関する一般論は、おとな目線からのものが多かったのですが、「原発事故による放射能災害と子どもたちの生活」についての話をしていただくことができました。

　短期間の取り組みにもかかわらず、300人もの参加者でした。それだけ、放射線被ばくの問題が深刻だったということでもありました。

●ひとりで悩まないで、自分たちで実際に放射線を測る

　講座終了後、保育園の庭で除染の実験をしました。
「除染」という言葉が耳新しく、放射能を取り除くことができる、放射線量を減らすことができるというこの実体験により、これからの福島での暮らし方の見通しをもつことができました。このとき、安斎先生が放射線測定器（ガイガーカウンター）を貸してくださいました。この時点では、まだ身近に測定器はありませんでした。

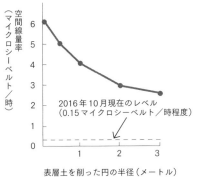
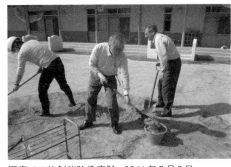

図1 ● 表層土を削る除染実験

園庭での放射能除染実験。2011年5月8日

　自分たちで測定器を手に、園の敷地内の放射線量を測っていきました。目盛を示す針は動きっぱなしで数値が読めない…、まさに初体験のことばかり。

　換気もせず、窓も締め切った園舎のなかで、インフルエンザや感染性胃腸炎が流行った時期もありました。「窓を開けてもいいのか？」の実験をしました。この測定器を開け放した窓のそばに置いて、5分、10分とようすを見ると、特段線量が増していくようすはありませんでした。

　測定してみたいところはたくさんありました。測定結果は、保護者会の会長さんが汚染マップを作成し保護者に伝えました。今さらながら、私たちや保護者自身で測定することに意味があり、見えないものが見えてきたのだ、と思います。

● まずはできるところから、みんなで行動しよう

　安斎先生によると、「被ばく線量は、少ないにこしたことはない」というのが基準でした。正直なところ「どういうこと？」という感じでしたが、次の日から、放射線防護のために動き出しました。保育室のロッカーの位置を変え、子どもたちが座り込んで遊ぶ場所をなるべく汚染源から離したり、水

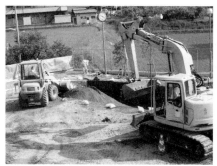
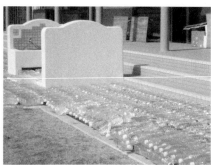

園庭除染・表土除去、2011年6月　　　ペットボトル作戦

入りペットボトルで遮蔽する作戦など、ここで暮らしながらやれることをみんなでやってみました。

　1年後の春、「散歩コースってどうなってるの？」と職員が散歩コースの測定に動き出しました。子どもたちの昼寝時、測定器を手に、震災前の散歩コースを測定して歩く職員たち。「目の前の子どもたちの生活を切り開きたい！」「こんなにきれいな花が咲いているというのに、子どもたちに見せることも摘むこともできないなんて…」という思いでした。2年後も職員による散歩コースの線量マップは作成されました。　**p.44**

　そんな手作りマップをもとに安斎先生に散歩について相談しました。すると、「散歩は、子どもが育つうえでとても大事なこと」と、測定の専門家を連れて来てくれました。そして、より線量の低い散歩コースが選定されました。震災後の散歩コース第1号ができました。それをもとに専門家の見解と園の思いを保護者に伝え、話し合いました。目に見える資料があったことでとても助かりました。保育現場で何が必要とされているのかをていねいに聞き取り、適切に答えてくれる専門家集団の力は目を見張るものがありました。

図2 ● さくら保育園園児たちの被ばく線量の推移

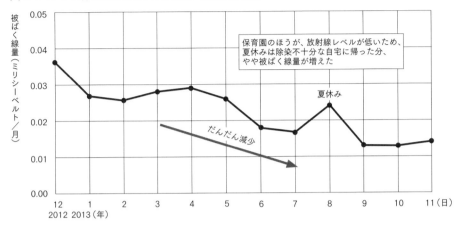

● 保育の専門家として考える

　安斎先生から「放射能については、僕たち専門家に任せなさい。専門家が力を合わせるときだ」という話がありました。それは、「子どもが育つことを専門とする『保育』については、あなたたちに任せるよ」ということでもあり、「保育で何を大事にすべきなのか、私たちが譲れないものは何なのか」について考えさせられました。

　被災後5年半が過ぎた今、まだまだ、「どこに行って遊んでもいいよ」と言えるような環境ではありません。汚染を取り除くのは、私たちおとなの責任です。あきらめるわけにはいきません。そして、専門家集団のみなさんには、これからも私たちを支え続けていただけますよう、よろしくお願いいたします。

　★さくら保育園の2011年被災以後の実践については、さくら保育園編『それでも、さくらは咲く──福島・渡利 あの日から保育をつくる』(かもがわ出版、2014年)をご参照ください。

さくら保育園周辺　放射線測定マップ　比較データ

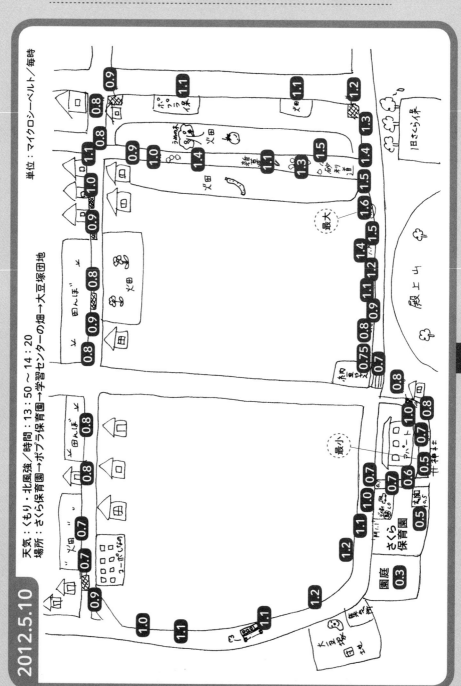

2012年と翌年2013年の5月に徒歩で職員が計測。子どもたちが乳母車に乗ったときの高さということで、1メートルくらいの高さで測定しました。

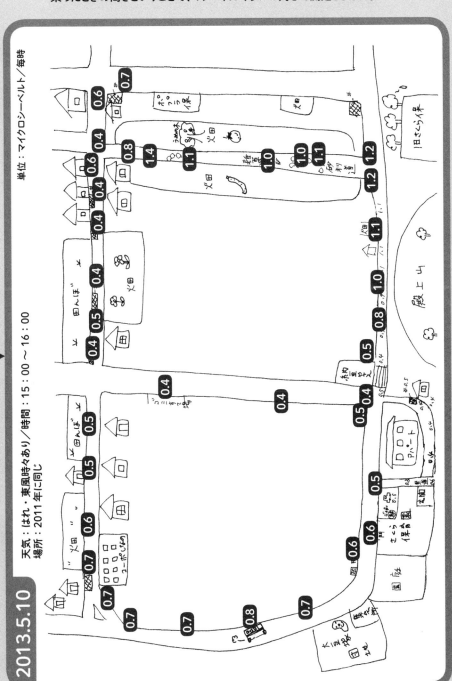

さくら保育園編『それでも、さくらは咲く——福島・渡利 あの日から保育をつくる』(かもがわ出版より)

安斎育郎先生+「福島プロジェクト」とともに歩んだ さくら保育園の実践

2011 年	
3 月 11 日	東日本大震災。東京電力福島第一原発事故
4 月 16 日	安斎先生、福島浜通り（いわき市→浪江町）の放射能調査
4 月 27 日	さくら保育園より、安斎科学・平和事務所に講演依頼の電話。日程調整がつかないということで、いったん断られたが、30 分後、日程再調整の結果 OK の電話あり、講座実現
5 月 8 日	保育連絡会主催、市民講座実現。参加者約 300 人 講座終了後、さくら保育園園庭で除染の実験をする 安斎先生より、放射線測定器を貸与される
8 月	安斎先生、福島市内での講演後、さくら保育園に来園。5 月以来の経過を伝える。土壌検査の結果を見てもらい、園庭で遊んでよいのか、運動会はどうかなど質問。園庭を使う時間や園児の行動などがわかると、被ばく線量が推定できるとのこと
9 月	運動会についてのアドバイスをメールでもらう
12 月	食品測定器について相談のため安斎先生来園
2012 年	
3 月	食品放射能測定器を園に導入
6 月	安斎先生育児講座「放射能と子どもたち」
9 月	安斎先生から「園児の被ばく線量を個人被ばく線量計で 1 年間測定したい」との調査依頼
12 月	園児 107 人の線量測定開始。翌 2013 年 11 月まで継続
2013 年	
4 月	福島県内産食材を給食に
5 月	「福島プロジェクト」メンバーと散歩コース測定。希望する園児の自宅の測定を開始
10 月	放射線量率の測定結果をもとに、散歩開始

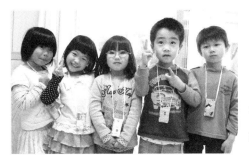

2012年12月、園児107人の線量測定開始。翌2013年11月まで継続

12月	父母と職員の会の望年会でミニ講座。安斎先生が手品も実演
2014年	
4月	被災から3年後、初めての春の散歩
5月	ザリガニ、タニシ、オタマジャクシを測定して飼育する
11月	「福島プロジェクト」が殿上山の放射線量を測定
12月	殿上山公園除染について福島市除染課との話し合い
2015年	
4月	つくしんぼを摘んで放射能をチェック、描く
5月	「福島プロジェクト」と職員で散歩コースを広げるための測定 園OB会の弁天山花見が復活
6月	道路と側溝の除染
7月	園のすぐ前の春日神社で、被災後初のきもだめし
8月	荒馬踊りの衣装を、渡利の竹で作る
11月	初焼きいも（秋祭り） 「福島プロジェクト」による殿上山線量測定
2016年	
4月	「福島プロジェクト」が散歩コースを測定。田んぼのあぜ道も調査 3歳児、5歳児殿上山へ散歩
6月	園周辺の土手を除染
8月	震災後「雨どい」でやっていた流しそうめんを「竹」で実施
10月10日	園庭の埋蔵汚染土が掘り出され、地域の仮置き場へ移動

5

はっきり知りたい！
被ばくと放射能のこと

Q&A
30

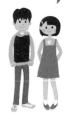

中学生から

Q1 健康 私たち被災者は、「被ばく者」なのでしょうか？
「被ばく者」かそうでないかの基準はあるのでしょうか？

A 「被ばく者」と呼ぶ理由はないでしょう。

「ひばくしゃ」と発音される言葉は、広島・長崎の原爆に被災した人々（原爆被爆者）を意味する言葉として、広く社会に定着しています。1970年代に、原爆被爆者だけでなく、ウラン鉱山の労働者や、核実験の風下住民、さらには、原発関係の労働者などもふくめて、「放射線を被ばくする」という共通点に着目して「ヒバクシャ」という呼び方が使われるようになりました。

原爆被爆者たちは、思い出すのもつらい広島・長崎の地獄のような体験を語ることを通じて、「核兵器はなくすべきだ」と訴え、世界の人々から敬意を表されて何度も「ノーベル平和賞候補」になってきました。しかし、一方では、いろいろな社会的な差別や偏見にもさらされ、結婚や就職でもつらい思いをしてきました。

福島の原発事故被災者は、原発事故による環境汚染にさらされたことにより余分の放射線を浴びましたが、原爆被爆者の被ばく状況とはまったく違いますし、幸い、福島で生活している人の被ばくレベルは放射線の影響を深刻に心配するようなレベルではありません。したがって、福島の被災者を「被ばく者」と呼んで社会的に区別すべき理由はないと私たちは確信しています。

● 参考

右の**図1**は、福島で暮らす人々の被ばくレベルを、ヨーロッパ諸国の自然放射線レベルといっしょに、グラフにしたものです。日本人の平均的な自然放射線の被ばくレベルと、福島原発労働者の被ばくレベルも示してあ

ります（福島の人々の被ばく線量は減りつつあり、流動的です）。ヨーロッパ諸国の中には地中や大気中の自然放射性物質濃度が高い国もあり、それと比べても福島で暮らす人々の被ばくがとびぬけて高いという事実はありません。こうした事実から考えても、福島原発事故の被災者を「被ばく者」と呼ぶ特別の理由はありません。

図1●福島の人々の被ばくとヨーロッパ諸国の自然放射線被ばく

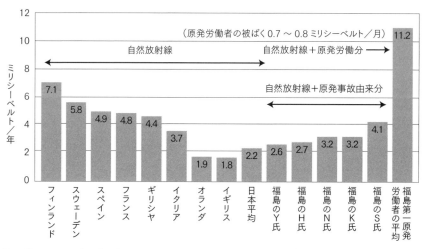

注●①ヨーロッパのデータは、http://twitpic.com/anmb9q より作図。
　　②日本平均は下道國ら『日本の自然放射線による線量』"Isotope News"No.706（2013）に基づく。
　　③福島の人々の被ばくデータは、筆者らの「福島プロジェクト」の測定結果に基づく。
　　④東電労働者被ばくは、東京電力「福島第一原子力発電所作業者の被ばく線量の評価状況について」（http://www.tepco.co.jp/cc/press/2015/1250220_6818.html）に基づく。

Q2 環境 ときどき「放射能汚染水が海に漏れた」というニュースが報道されていますが、世界中の海が汚染されることはないのでしょうか？

A 幸い、そのような心配はありません。

今から60年以上も前の1954年3月1日、アメリカは中部太平洋のサンゴ礁の島「ビキニ島」で巨大な水爆実験を行い、海を大量の放射能で汚染させたことがありました。日本のマグロ漁船「第五福竜丸」が被災したので、日本では「第五福竜丸事件」とも呼ばれていますが、この時の水爆の威力は、たった1発で「第2次世界大戦5回分」もありました。第2次世界大戦は、1939年から1945年までの6年間に60か国以上が参戦して戦われ、5000万人以上の死者を出しました。ビキニ水爆は、この史上最大の戦争で使われたすべての砲弾や爆弾（広島・長崎の原爆もふくむ）の威力の合計の5倍もあったのです。海が汚染され、日本の港に水揚げされた魚も放射能で汚染され、大きな社会問題になりました。あれから60年、ビキニ事件による海の汚染はすでに心配なくなりました。放射能が時間とともに弱まったのと、大量の海水で放射性物質が薄められたためです。

　福島原発事故で太平洋に放出された放射能も、それぞれの放射性物質の種類に応じたペースで弱まりながら、世界の海全域に薄まりつつあります。私たちにとっては海産物の汚染が心配ですが、幸いこれもだんだん低くなりつつあります。

　水産庁は福島県沖で採集した水産物の放射能を測定してデータを公表してきましたが、食物の基準「100ベクレル／kg」を超える汚染の割合は年々減り、2016年1〜8月に採取され6,053件の試料で基準値超えしたものは1件だけでした。測定には誤差がつきものにしても、全体として汚染した水産物が減りつつあることは確かでしょう。今後とも生産者、消費者両方の目で監視していきたいものです。

Q3 【健康】給食に福島県産米や野菜など、地元のものが使われるようになりました。毎日食べていて安全なのですか？

A 大丈夫です。

　私たちは誰でも、毎日の食事を通じて自然放射性物質カリウム40を体内にとり込み、1年に0.17ミリシーベルトくらいの内部被ばくを受けていま

す。一方、原発から放出されたセシウム137による体内汚染は、どの程度なのでしょうか？

　福島県産のコメは「全量全袋検査体制」でチェックされ、すでに2013年には「100ベクレル／kg」の基準を超えたものは0.0003％に減り、全体の99.92％は検出限界（25ベクレル／kg）以下でした。

　一方、私たちの調査グループの佐藤理調査員も関与している「生活協同組合コープ福島」の「陰膳調査」も、福島の食の安全について大切な結果を示しています。「コープ福島」は、毎年度100世帯に協力してもらい、「陰膳調査」を行いました。「陰膳調査」というのは、家族の人数よりも1人分多く料理をつくってもらい、それを放射能測定用に提供してもらう調査です。調査では2日分（6食、おやつを含む）の提供を受けて測定しました。調査に協力した家庭の90％以上が福島産の食材を使っていましたが、2014年度以降、測定できる最低のレベル（1ベクレル／kg＝環境省基準〈100ベクレル／kg〉の100分の1）を超えた家庭はありませんでした。

　山菜類や川魚などには汚染が残っているものもあり、今後も注意が必要ですが、福島で市場に出まわっている食品を使って食生活を送ることは、放射線防護上、とくに問題はありません。

Q4 将来 健康 将来、「白血病」などの「がん」になったときも、治療費は自己負担なのでしょうか？

A　基本的に自己負担です。

　将来、白血病その他のがんにかかったとき、それが原発事故による放射線被ばくのせいかどうか、症状からは決められません。放射線障害の特徴は「特徴がない」ということなのです。専門的には「非特異性」と言いますが、「他の原因によるがんと区別できる特別の症状がない」ということです。

　原爆被爆者も、被ばくから30年、40年後にがんにかかった人も数多くいましたが、それが原爆による放射線被ばくのせいだと国に認めてもらうために、長い裁判を起こさなければならないケースがたくさんありました。私

も、科学者として多くの裁判で被爆者のために証言しましたが、長崎の松谷英子さんのケースのように、原爆のせいだと国が認めるまでに地方裁判所・高等裁判所・最高裁判所と12年間もかかったこともありました。松谷さんは、全国1万人もの支援者に支えられながら、「裁判闘争」に取り組まなければなりませんでした。

　したがって、福島で暮らしている人が将来白血病などのがんにかかっても、自動的に「医療費は電力会社や国が負担する」ということには決してなりません。

Q5 健康 環境 避難解除後の学校再開で、元の学校に通学を始めました。除染は学校の周辺だけのようで、通学路や農道などは十分に除染されていないと聞いています。
ほんとうに安全なのでしょうか？

A 不安があれば調べてみましょう。

　除染は明らかに放射線のレベルを下げるのに役立ちます。学校とその周辺はもちろん、通学路についても除染が進められてきましたが、除染を請け負った業者が適切に除染したかどうかはチェックする必要があります。私たちの経験では、ところどころに「ホットスポット」（放射能のたまり場）が残っている場合があります。不安があれば私たち「福島プロジェクト」もチェックに協力できます。

　ホットスポットが見つかったら、①自治体に追加的な除染（フォローアップ除染）の要請を行うこと、②もし、自治体が除染してくれない場合、自分たちで除染していいかどうかを確認すること、③除染できなければ、とりあえずホットスポットにコンクリートブロック、レンガ、瓦、鉄板などを被せて遮蔽したり、まわりにプランターを置いて近づけないようにすること、などの方法があります。困ったら、私たち「福島プロジェクト」に相談してください。

Q6 健康 環境 私の住む地域は、事故原発の西側にあります。東風が吹いて、雨や雪が降ると校庭に設置しているモニタリング・ポストの値が高くなるときがあります。
雨や雪に当たらないほうがよいのでしょうか?

A 雨や雪に含まれている放射能を心配する必要は、今はありません。

　雨や風でモニタリング・ポストの数値が上がる理由には、2つの場合が考えられます。

　第1には、地面に降り積もった放射性物質が、汚染した落ち葉などとともに風で飛んできて、モニタリング・ポスト周辺の放射線レベルを一時的に高める場合です。

　第2は、地中に含まれる天然の放射性物質であるラドン・ガスが、雨の降り初めに空気中に追い出されて地表近くに漂ったり、空気中の自然放射性物質が雨や雪とともに地表に降下したりして一時的に数値を押し上げる場合です。雪は降り積もると「遮蔽」の役割を果たすので、放射線レベルが下がります。自然放射線のレベルは、同じ場所でも 0.05〜0.1 マイクロシーベルト／時のように2倍ぐらいの幅で変動するので、あまりモニタリング・ポストの値の上下に一喜一憂する必要はありません。

　心配な場合は、他のモニタリング・ポストも上がっているのかなど、チェックすればいいでしょう。

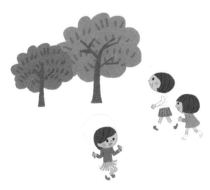

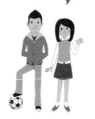

高校生から

Q7 健康 放射線 そもそも放射能は、どうして体に悪いのですか？

A 私たちが浴びるのは「放射能」ではなく、「放射線」ですね。人間の体の細胞が放射線を浴びたときの反応から、なぜ、放射線が体に悪いのか説明しましょう。

「放射能」は「放射線を出す能力」で、たとえば、原発事故で放出されたセシウム 137 という物質は「放射能」を持っており、ガンマ線やベータ線などの「放射線」を出します。

　放射線を浴びると、細胞内の水分子が放射線と反応して「活性酸素」という活発な反応性を持つ酸素原子を作り出します。一般に、「活性酸素」は細菌などをやっつける役目を持つのですが、増えすぎると身内まで攻撃し、DNA を傷つけたりします。それらの「傷」の多くはすぐに修復されるのですが、ときどき「修復ミス」が起こり、それが「がん細胞化」の原因になったりします。放射線をたくさん浴びれば「傷」がたくさんできるので、「修復ミス」も多くなり、それだけ、がんが起こりやすくなると考えられます。

Q8 放射線 放射能は「中和」することはできないのでしょうか？

A 残念ながら、それはできません。

「中和」は、「放射性物質になにか薬を振りかけて放射能をなくす」というイメージでしょうね。

原子は、**図2**のように、中心にある「原子核」と、そのまわりをめぐる「電子」から成り、「原子核」はプラスの電気を帯びた「陽子」と電気的に中性の「中性子」から成ります。原子の種類（元素）は「陽子の数＝電子の数」で決まり、放射能をもつかどうかは「中性子の数」で決まります。

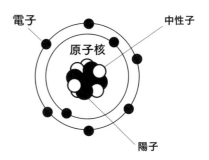

図2 ● 原子の模型

薬や微生物を作用させても、その作用は原子核の外を回っている電子の結びつきに影響を与えるだけで、原子核の中の中性子の数を変えることはできないのです。したがって、振りかけると放射能が消える「魔法の薬」はできません。

Q9 放射線 体内に入った放射能は、消えないのでしょうか？

A 2つの理由で「消えます」。

第1の消え方は、「排泄」によって放射性物質が体の外に出ていくルートです。排泄によって体内の放射能が半分に減るスピードは「生物学的半減期」と呼ばれており、放射性物質の種類によっても違うし、おとなと子どもでも違います。たとえば、原発事故で一番問題になっている「セシウム137」という放射性物質の場合、生物学的半減期は、おとななら70日程度、5歳児なら20日程度とされています。

第2の消え方は、放射性物質が体内で放射線を出して、放射能をもたない物質に変わってしまうというルートです。「物理的崩壊」とか「壊変」と呼ばれます。たとえば、「セシウム137」は、体内でベータ線やガンマ線を出して「バリウム137」という「非放射性物質」（放射能をもたない物質）に変わってしまいます。「壊変」によって放射性物質の放射能が半分に減るスピードは「物理的半減期」と呼ばれており、放射性物質の種類によって違います。

たとえば「セシウム137」の場合は30年です。
　体内に入った放射性物質は、この生物学的排泄と物理的崩壊の両方で減っていきます。この両方の作用で体内の放射能が半分に減るスピードは「有効半減期」（実効半減期）と呼ばれており、「セシウム137」の場合は、生物学的半減期70日、物理的半減期30年、有効半減期70日です。両半減期に極端な差があると、短いほうに引きずられます。

Q10　健康　大量に放射線を浴びるのと違って、少しずつ長期に浴びると、どのような影響がありますか？　また、その対策をどのようにすればいいですか？

A　Q7の答えのとおり、放射線を浴びると細胞の中に「活性酸素」がつくられ、それが悪さをします。

　一度に大量の放射線を浴びれば、細胞の修復能力を超えるほどたくさんの傷ができ、臓器の機能がそこなわれて急性放射線障害に陥ります。一方、長期間にわたってダラダラ浴びれば、活性酸素による傷が慢性的に作られることになります。細胞は傷を修復する能力をもっていますが、「修復ミス」も起こるので、それががんの原因になる可能性もあります。
　対策は2つあります。
　第1は、放射線をなるべく浴びないように努力することです。それには、「被ばくを減らす4つの方法」を実行することです。生活の場の放射能汚染の実態をきちんと調べ、これら4つの方法を組み合わせると被ばくを減らすことができます。➡ p.33
　第2は、活性酸素を減らす生活を心がけることです。活性酸素は放射線だけでなく、喫煙・過度の飲酒・ストレスなどでも作られることが知られています。したがって、活性酸素を減らす生活術を心得ておくことは、「放射線対策」という意味だけではなく、健康維持・老化防止などの意味ももっています。その方法は、①喫煙・過度の飲酒・ストレス・放射線被ばくなど、活性酸素をつくる原因を減らすこと、②活性酸素の働きを抑えるための食生活を

心がけること、具体的には、ビタミンCやビタミンEなどの「抗酸化成分」を含む果物や野菜、それらの抗酸化作用を活性化するための良質のたんぱく質をバランスよく摂取することです。

　また、ストレスをためると活性酸素とたたかう免疫機能が下がるので、原発事故への悔しさ、憤り、悲しみを胸に秘めつつも、できるだけ前を向いて、励まし合って希望を紡ぎながら、これからの人生を切り拓きたいものです。

Q11 健康 将来 私たちは、がんになりますか？

A　これから福島で、がんが目に見えて増えるようなことは考えられません。

　放射線を浴びるかどうかに関係なく、現在、日本では一生のあいだに、だいたい「2人に1人」の割合でがんにかかり、「3人に1人」の割合でがんで死亡します。質問者の心配は、「福島原発事故による被ばくが原因で、がんの割合がうんと増えることがあるか？」ということでしょう。

　みんなが放射線を100ミリシーベルトずつ浴びると、がん死亡率が0.5％増える可能性があると言われています。

　つまり、「100人中30人」ががんで死亡していたのが、「100人中30.5人」に増えるということです。福島県下で暮らす人々の被ばくは、平均的にはこの100分の1にも達しないと推定されますので、がんが目に見えて増えるようなことは考えられません。

● 参考 ────────────────────────────

　私たちは福島で生活しているたくさんの人の被ばく量を測ってきましたが、被ばくレベルはだんだん減ってきています。

　たとえば、**図3**は、私たち調査チームの一員・佐藤理さん（福島学院大学教授）が福島市で生活していて浴びている線量の変化ですが、1日あたりの平均の被ばく線量は年を追うごとに減り、2015年には京都で生活している私・安斎よりも低いレベルになりました。

図3 ● 福島県在住 佐藤理さんの被ばくレベルの変化

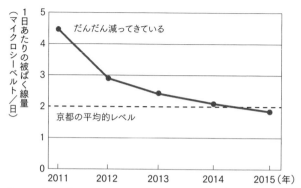

注：月ごとに「一番多く被ばくした日」の被ばくレベルの変化
測定：「福島プロジェクト」による実測データ

図4 ● 福島県楢葉町在住 早川篤雄さんの被ばくレベルの変化

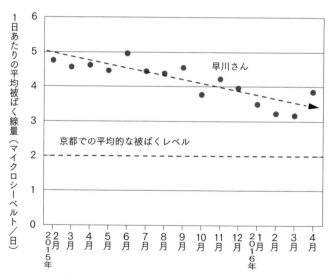

注：月ごとに「一番多く被ばくした日」の被ばくレベルの変化
測定：「福島プロジェクト」による実測データ

また、**図4**は、原発から15キロほどに位置する楢葉町の宝鏡寺住職・早川篤雄さんの被ばくデータです。月ごとに「一番多く被ばくした日」のデータが、時とともに減りつつあるようすを示したものです。除染の効果もあって、被ばくは、汚染源のセシム137の半減期（30年）よりもかなり速く減っているようです（早川さんの被ばくは、これよりずっと少ないです）。

Q12 健康 将来 私たちの子どもに、身体障害児が生まれないでしょうか？　放射線をどのくらい浴びたら、どのくらい、その確率は上がるのでしょうか？

A それは考えられないでしょう。

　日本産婦人科医会と横浜市立大学国際先天異常モニタリングセンターが1997～2005年に約80万人の出生児を観察したデータによると、日本では出生児1万人あたり約170～200人の先天異常が認められますが、内訳は、心室中隔欠損が17.4人、口唇口蓋裂が12.3人、21トリソミー（ダウン症）が9.6人、多指症が8.1人、水頭症が7.4人などです。これらは放射線被ばくとは無関係に発生しているものです。

　妊娠4～7週の時期に100ミリシーベルト以上の放射線を浴びると、奇形の可能性があると言われていますが、今、福島に住んでいて、こんなにたくさんの放射線を浴びることはありません。私は原発事故後、福島にのべ100日以上通い、「帰還困難区域」を含めてそれなりに放射線レベルが高いところにも調査に行きましたが、合計の被ばくは0.2ミリシーベルトにも達していません。

　むしろ、エックス線CTスキャンのような医療上の放射線検査は、数～10ミリシーベルトの被ばくをともなうので、妊婦が診療を受けるときには、自分が妊娠していることを告げ、放射線検査をできるだけ避けたほうがよいでしょう。

Q13 【将来】将来、農業をやりたいのですが、30年後、40年後に放射能はどうなっているのでしょうか？

A 除染後に農業を営むことは可能です。

　放射性物質の放射能は時間とともに減りますが、減るスピードは放射性物質の種類によって違います。放射能の強さが半分に減るまでの時間を「半減期」といいますが、いちばんやっかいなのは「セシウム137」で、半減期が30年です。30年経つごとに半分半分と減っていきますが、そのペースだと、10分の1に減るのに約100年かかります。

　しかし、それは何もしなかった場合で、汚染された田や畑の土を積極的に取り除き、放射能を持っていない土と入れ替えれば、除染後に農業を営むことは可能です。そのためにも、まずは除染をしっかり実施することが大切です。また、飯舘村の農家で私自身が経験したことですが、放射能を取り除いて新しい土を入れたものの、その土に石ころがたくさん含まれ、根菜類などの栽培には不向きでした。農地除染は、単に放射能を除くだけでなく、農業復興に適する処置をしなければならないでしょう。

● 参考 --

　もう1つ、土が汚染されていても、それがそのまま作物に移行してくるわけではないということも知っておくべきでしょう。福島の土は総じてセシウム137をしっかり保持する性質があり、水に溶け出しにくいのです。作物は土を吸収するわけではなく、水に溶け出した養分を吸収するので、仮に土が汚染していても、そのまま作物に取り込まれることはなく、作物には汚染が移りにくいという特徴があります。

　放射能の作物への移行率は、作物の種類によって異なります。もちろん、本格的な栽培を始める前に、試験栽培を行い、放射能汚染のチェックを行うのがおすすめです。

　福島県の農産物については、もっとも徹底した放射能検査がされており、たとえば、Q3の答えで紹介したとおり、米は「全量全袋検査」（約1000

万袋）でチェックされますが、2013年度は国が定めた「100ベクレル／kg」という基準を超えたものは0.0003%、全体の99.92%は25ベクレル／kg以下でした。一部の山菜類や乾燥野菜を除けば、状況は大きく改善されています。

図5 ● 土の中のセシウム137の農産物への放射能移行率

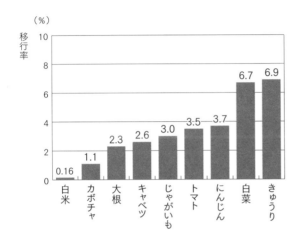

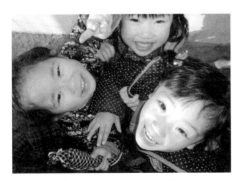

ハンカチで作ったネズミに大はしゃぎの子どもたち

Q14 行政 国の言っている情報は、すべてほんとうのことなのでしょうか？

A 政府の発表に不安や疑問があったら、「ほんとうか？」と疑ってチェックすることが大切です。

　放射線は目に見えませんが、技術が進歩して簡単に測れるようになりましたので、測定結果を小細工してウソをついても、第三者がチェックすればすぐバレます。だから、国の機関も含めて、技術的には「ウソをつきにくい世の中」になりました。

　しかし、今度の原発事故の結果、国や専門家の信用が著しく低下しました。根拠がないのに「大丈夫」と請け合ったり、過小評価したりしたせいです。「信」が崩壊したのですね。私たち「福島プロジェクト」は「隠すな、ウソつくな、過小評価するな」と訴えてきましたが、いちばん大切なことは、だれが発表した内容にせよ、「鵜呑みにしないこと」です。「鵜呑み」とは、鵜のように魚をそのまま、まる呑みすることで、データの意味をよくかみ砕いて咀嚼せずに、まるごと信じてしまう危ない態度です。

　政府や自治体行政が発表した内容に不安や疑問があったら、「ほんとうか？」と疑ってチェックすることが大切です。私たち「福島プロジェクト」もお手伝いしますし、学校の理科の先生や、あちこちに設置されている市民放射能測定所のようなところに相談することをおすすめします。

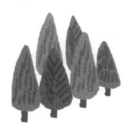

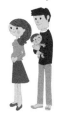

保護者から

Q15 健康 行政 放射線は、年間どのくらい浴びると体に悪影響となるのでしょうか?
また、年間20ミリシーベルト以下になれば、避難指定を解除するということが決まったようですが、これまで1ミリシーベルト以下だったのに、なぜ、いきなり20倍にもなったのでしょうか? ほんとうに安全なのですか?

A 放射線は「あるレベル以上は有害で、あるレベル以下は無害」という線が簡単に引けるものではありません。

「余計な放射線は浴びないに越したことはない」というのが、放射線防護学の原則です。

それにしても、安心できるレベルかどうかを判断する目安は必要ですね。それを考えるには、人間がやむをえず浴びている「自然放射線」が参考になると思います。

すでにQ1の答えで紹介したように、ヨーロッパの国ぐにの中には、地中や大気中の自然放射能濃度が高いために、平均して年間4～7ミリシーベルトぐらい浴びている国々があります。私たちが被ばくレベルの危険度を考える場合、このような数値は参考になるでしょう。だからと言って、「ヨーロッパの国ぐにより低いから放っておく」という姿勢ではなく、「被ばくはより低く」をモットーに「リスクの最小化」に努めましょう。

私は「年間20ミリシーベルト」は、安易に認めるには高すぎると感じます。「100ミリシーベルト浴びるとがん死亡率が0.5%ぐらい上がる可能性がある」ということが知られていますが、年間20ミリシーベルトの被ばくなら

わずか5年間でそのレベルに達しますね。年間1ミリシーベルトなら100ミリシーベルトに達するには100年、つまり、ほぼ一生かかります。私は、20ミリシーベルトは高すぎ、1ミリシーベルト／年あるいはそれ以下をめざして、ねばりづよく地道に努力していくことが好ましいと思います。

　行政の側は、除染のための財源などにも限りがあるため、どうしても除染目標がゆるくなりがちです。「より安全な生活を！」と求める被災住民と、「財源に制限があるからこれ以上はできない」という国や自治体や電力会社との緊張関係のなかで、安易に妥協することなく、「リスクの最小化」を求め続けましょう。

Q16 放射線 震災前の放射線量はどのくらいだったのですか？

A 震災前の福島県民の被ばく線量は、外部被ばく・内部被ばく合わせて「2.2ミリシーベルト／年」程度だったでしょう。

　これは、京都に住んでいる私とほぼ同程度と考えられるからです。

　放射線医学総合研究所が『放射線科学』第32巻第4号（1989年）に発表した都道府県別の自然放射線ランキング（外部被ばく）では、岐阜県の1.19ミリシーベルト／年を筆頭に、福島は20位で1.04ミリシーベルト／年、京都府は22位で1.03ミリシーベルト／年、最も低かったのが神奈川県で0.88ミリシーベルト／年でした。これらのデータには各都道府県のどこの場所で測定したかによっても誤差がありますから、だいたいの目安と考えてください。

　これらは天から降ってくる宇宙線や地中に含まれる自然放射性物質による放射線による外部被ばくですが、これに食物や大気中の自然放射性物質のとりこみによる内部被ばくを加えると、自然放射線による私たちの平均的な被ばくは、**表1**のようになります。

　「世界平均」としては2.4ミリシーベルト／年、「日本平均」としては2.2ミリシーベルト／年の値がよく使われます。

表1 ● 自然放射線による年間被ばく線量（ミリシーベルト）

	世界平均	日本平均
宇宙線	0.39	0.26
大地放射線	0.48	0.29
吸入	1.26	0.64
経口摂取	0.29	0.98
合計	約2.42ミリシーベルト／年	約2.17ミリシーベルト／年

出典：世界平均：原子放射線の影響に関する国連科学委員会（UNSCEAR）2008年報告書
　　　日本平均：下道國ら「日本の自然放射線による線量」『Isotope News』第706号（2013年2月号）

Q17

行政 希望者のみではありますが、現在も「ガラスバッジ」を継続しています。いつまで必要なのでしょうか？

A ガラスバッジを用いて自分の被ばく線量を確かめることは、安心感を得るために役立ちますね。

　自治体による測定サービスの報告書には、「3カ月当たりの被ばく線量（外部被ばく線量）」が書いてあり、（それを4倍して）年間の被ばく線量が推定されています。
　「被ばく線量が高いかどうか」を判断するには、とりあえず、追加被ばく線量が「年間1ミリシーベルト」（0.25ミリシーベルト／3か月）を目安にするというのも1つの考え方でしょう。ガラスバッジは「いつまで必要か」ということではなく、被ばく線量に特別の変化がなければやめてもOKですが、大事なことは、高い結果が出たら「なぜ被ばくが高いのか」を見きわめて、被ばくを減らす方法を探り、実践することです。

● 参考

　福島市のガラスバッジによる調査では、図6に見るように、15歳以下の子どもの「追加被ばく線量」（原発事故由来の被ばく線量、ミリシーベルト／3カ月）は年々減ってきたようすがわかります。このように、ガラスバッジによる測定は「個人の安心確認」のためだけでなく、事故の影響が全体としてどのように推移しているかも示す大切な指標でもあります。

図6 ● 15歳以下の子どもの原発による被ばく線量（ミリシーベルト／3か月）の変化

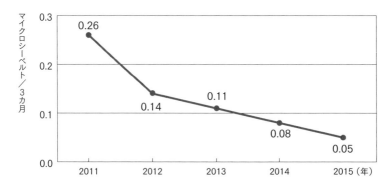

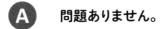 環境 生活 洗濯ものや布団を普通に外で干していますが、問題ないですか？
放射性物質は、今も飛散し続けているのでしょうか？

A　問題ありません。

　事故後1か月ほどの間は、放射性物質がそれなりの濃度で空中を漂っていましたし、1年ぐらいの間は、たとえば、農事試験場が切り干し大根を屋外と屋内で乾燥させたら、大根自体の放射能は変わらないのに、屋外で干したほうが放射の汚染が高かったということです。したがって、事故から1年ほどは大気中に放射性浮遊塵が漂っていたと思われますが、福島大学の調査によれば、2013年には大気中放射能汚染の平均値は「6トンの空気中に1個の放射性物質」という濃度にまで減少し、今では、同大学の精密測定でも、県内の定期的な放射性物質の観測結果はほとんど「不検出」で、大気中を浮遊する放射性物質はごく微量しか検出されていません。
　マスクの必要性はありませんし、洗濯物を外に干すこともまったく問題ありません。

Q19 環境 「河川の汚染」の実態を詳しく知りたいです。子どもたちに、素足で川に入る川遊びを絶対にさせてはならないのでしょうか？
川魚の放射能の値は新聞等で発表されていますが、豊かな自然にふれられない生活を強いられ続けています。

A 私たち「福島プロジェクト」は、楢葉町の木戸川流域で採取した水を測定しましたが、いずれも放射能は検出限界以下でした。

　私たちは、阿武隈川、松川、荒川、逢瀬川、木戸川などの河川敷、土手、川底、水などの放射能汚染を調べてきました。川は、汚染した山々から放射性物質を運ぶ水路であり、川岸や淡水魚を汚染させ、河口付近の海の汚染の原因になりましたが、私たちが楢葉町の木戸川の中流域、下流域、河口付近で採取した水を測ったところ、いずれも放射能は検出限界以下でした。福島県下では多くの場所で水の放射能を測定しましたが、総じて検出限界以下で、まれに検出されてもたいへん低い値でした。

　たとえば、福島市の中心部を流れる阿武隈川の県庁の対岸に「水辺の楽校」が整備されています。私たちは、2015年10月、福島県庁対岸の弁天橋と天神橋のあいだの「水辺の楽校」の汚染状況を調べました。表層土5センチを採取して測定したところ放射性セシウムが約30,000ベクレル／kg検出され、それよりも深い土には汚染が認められませんでした。おそらく、事故直後に空から降ってきた放射能による直接汚染と、上流から川の水が運んできた放射能で草が汚染され、それが放射能をおびたまま枯れて腐葉土化し、表層に定着した結果でしょう。その後土手は除染され、放射線レベルが下がりました。

　したがって、川に素足で入ってもまったく問題ありませんが、むしろ河原の除染が済んでいるかどうかに注意を払っていただいたほうがよいでしょう。公園緑地課の担当範囲と河川課の担当範囲とでは、除染に対する考えが異なりますので、現場に即して、市民の立場からの除染が適切になされたかどうか、チェックしてみてください。

Q20 健康 環境 除染された土が庭に埋められて残っています。地域にも野積みにされているものも多いです。いつまでこのままなのでしょうか？

A 汚染した庭の表層土を穴に埋めたのは、被ばくを減らす意味では効果的です。

　土に埋められた放射性物質から出た放射線は土の中で吸収され、表面まで出てこられなくなるため、人間は浴びなくなります。

　また、汚染した地表の土を削って袋づめし、人間の生活圏から離れた場所に一時的に隔離したのも、被ばくを減らすために効果的です。距離が遠くなれば、人間の体まで届く放射線の量が大幅に減るからです。

Q21 環境 「放射性物質の中間貯蔵施設」が定まらないままで、フレコンバッグの山が築かれていますが、このようななかで生活し続けて、大丈夫なのでしょうか。

A フレコンバッグが山積みされた状態が日常の風景になってしまっていることは、2つの意味で問題です。

　第1には、**写真のような風景**は、豊かな農業や酪農を営む福島県復興のイメージとしては決してプラス・イメージではないということです。

　第2には、これらの廃棄物の放射能が十分低くなるまでの数百年間、どこか決まった場所にきちんと封じ込め、人々の生活空間からはっきり隔離する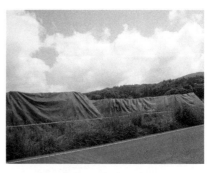
措置を取るべきだということです。つまり、「中間貯蔵施設」ではなく、「最終的な保管廃棄施設」として処置されるべきだということです。30年経ってもセシウム137の放射能は半分にしか減りませんから、30年後に膨大な

量の廃棄物を県外に移設するなどいうことは経済的にもきわめて大きな負担ですし、引き受ける自治体があるとも思えません。

　私は、事故直後から、残念ながら今回の事故により100年単位で生産や生活の場に適さなくなった原発周辺の地域を国の責任で確保し、除染廃棄物の集中保管廃棄施設として整備するとともに、その上は太陽光発電施設として利用するなどによって活用すればいいと提言してきました。

　フレコンバッグの山が常景化している福島の未来をひらくのは、何よりも、福島の人々の切実な声でしょう。

Q22　環境　「山林除染」が、土砂崩れ防止のためだとして実行されなくなりましたが、今後、どのような影響が出るのか心配です。山林除染は、現実的にほんとうに困難な作業ではあると思いますが、「被ばく」と「除染」とを天びんにかけられたようで、悔しさが残ります。

A　もし心配があれば汚染の実態を調べ、家での生活上の被ばくを減らす努力をしましょう。

　福島の山の汚染の原因は、山肌に直接降り注いだ放射性物質に加えて、汚染された木の葉が放射能を連れて落葉し、地表で腐葉土化して放射能を定着させつつあるという事情があります。とくに杉の葉はケバケバしていて表面積が大きいため、たくさんの放射性物質を付着させ、5年余りの間にほぼ全部落ち切りました。

　山の除染とは、具体的には、放射能をもったまま腐葉土化しつつある数センチメートルの層を削り取ることです。「除染」と称して山の表面に生えている雑草を刈り取るだけの作業が行われている場合があるようですが、見た目はきれいになっても、放射能的にはまったく「除染」になっていません。

　しかし、除染するにしても、山には重機を入れることができません。地表は倒木や落枝や蔓性植物などで自由に身動きができないため、手作業で除染することは不可能に近い状態です。科学の力で、「ヘリコプターやドローンで

薬品を振りまいて放射能を消すことはできないのか」という期待をもちますが、Q8の回答で述べたとおり、それは原理的に不可能なのです。

一方、腐葉土層を数センチ削り取れば放射線レベルは顕著に減りますが、山肌の保水力がそこなわれて、大雨が降ったときなど大量の雨水がストレートに流れ落ち、水害がもたらされる危険があることも指摘されています。

したがって、当面は、人の被ばくを減らすうえで重要なエリアについて優先的に除染を行うことになるでしょう。

また、福島の家には防風林（屋敷林、いぐね）があることが多く、杉が多く使われているために、そこに高い放射能汚染が残っている場合が少なくありません。家のまわりは除染してくれても、屋敷林の中までは除染してもらえませんので、もし心配があれば汚染の実態を調べ、家での生活上の被ばくを減らす努力をしましょう。

実態調査や、被ばくを減らす方法については、私たち「福島プロジェクト」も協力します。

Q23 健康 行政 「甲状腺がん」がこれだけ多くの子どもたちに発症しているのに、なぜ、県は因果関係を積極的に認めないのでしょうか？ 「甲状腺検査」結果の全面開示を求め、現在、判断可能な医学的な知見から、どのような問題点があるのか知りたいです。

A よく知られているとおり、原発から放出された「ヨウ素131」という放射性物質は、喉のところにある甲状腺に吸収され、甲状腺異常の原因になりますが、ヨウ素131の半減期は8日と短いので、8日たつごとに半分、半分と減り、今は環境中にひとかけらも残っていません。

2016年6月6日に公表された『福島県民調査報告書』によると、福島県の小児甲状腺がん、および、がんの疑いの子どの数は172人、手術を終え

た132人の内訳は、良性結節1人、乳頭がん130人、低分化がん1人という結果です。

　一方で、甲状腺の被ばくの大半は「事故後2〜3か月で終わってしまっている」ということはご存じでしょうか？ ヨウ素131の半減期は短いので、甲状腺被ばくは、事故後2~3か月で終わり、現在福島に住んでいてもヨウ素131による新たな甲状腺被ばくを受けることはまったくありません。だから、福島に住み続けると甲状腺がんにかかりやすいというのは根拠がありません。

　むしろ、福島県が国や医療機関と協力して県民健康管理調査に誠実に取り組み、子どもたちの甲状腺異常についての調査を継続し、結果を全面的に公表して、適切な処置を施すことが、いちばん大切なことです。

　親としては、子どもが必要な検査を受ける機会をきちんと保障し、医師のアドバイスをふまえて健康を支えたいものです。そのためにも、県には信頼性を大事にした誠実な診療と対応を期待したいものです。検査の結果について疑問や不安があれば、子どもの心身に対する負担にも配慮しながら、他の医療機関のセカンド・オピニオンを求めてみることも考えられるでしょう。

Q24 健康 行政 チェルノブイリ原発事故後、隣国のベラルーシ共和国では、「甲状腺がん」発症率が一番高くなったのが、事故から約5〜10年後と聞いています。ベラルーシでは、子どもの検査を半年に1回実施していますが、福島県では2年に1回です。このままで大丈夫なのでしょうか？

A チェルノブイリ原発事故（1986年4月26日）によるベラルーシ共和国での甲状腺がんの経験については、甲状腺医療の専門家のあいだでも国際的に議論されています。

　しかし、甲状腺がんにかかった被災者の被ばく時の年齢にはチェルノブイリと福島で大きな差があることなどを含めて、さらに原因の究明が求められ

ています。
　チェルノブイリの場合には、0〜5歳のときに被ばくした子どもたちに高い割合で甲状腺がんが発生しましたが、福島の場合は0〜5歳で被ばくした子どもたちの甲状腺がん発生が見られず、被ばく時の年齢が13〜18歳などと高いのが特徴です。また、事故直後の甲状腺の被ばく線量に大きな違いがあることも、単純に比較しにくい要因です。本質の見きわめがつかない場合には、「なぜ?」にこだわって、「事実と誠実に向き合うこと」がとても大切です。
　ところで、『福島県民調査報告書』による甲状腺がんの「多発傾向」について、一方では、①1986年のチェルノブイリ原発事故のときとは、がんの発生年齢に違いがある、②チェルノブイリのときより被ばく線量が少ない、③検査技術が進んだので、今まで見つけられなかったような異常まで「多め」に発見している（スクリーニング効果）、④将来、自覚症状が出たり死亡原因になったりしないようなケースまで過剰に甲状腺がんと診断したせいで「多め」に出ている（過剰診断）などの見方が出されましたが、こうした見方に対する厳しい批判も出されています。
　ベラルーシの経験と、福島での原発事故による被災とが違うとすれば、「なぜ違うのか」を明らかにするためにも、きめ細かい調査や検査が行われる必要があるでしょう。
　検査頻度を減らすにしても、十分な納得のないまま強行すれば、「手抜き」といった誤解を招きかねません。2016年9月に開かれた「小児甲状腺癌に関する第5回福島国際専門家会議」でも、「今後は小児甲状腺がんの扱いにはとりわけご両親とのコミュケーションが重要」だとして、医師、看護師など医療者の積極的関与の重要性が強調されたところです。
　何よりも、福島で被災した子どもたち、お母さん・お父さんたちの不安に寄り添って、今後もていねいにフォローしていくことが不可欠でしょう。

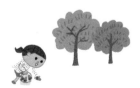

Q25 【健康】放射線のリスクが、喫煙や肥満のリスクと対比されて説明されることがありますが、疑問があります。

A 率直に言って、「わざとらしさ」や不自然さを感じますね。

　喫煙や肥満には注意が必要なことは広く認められているところですが、これが「放射線被ばくのリスク」と抱き合わせで説明される場合には、「放射線による影響を過小に印象づけようとする意図」や、「たばこや肥満の危険には無頓着なくせにで、どうして放射線だけ過剰に怖がるのか？」という「あざけり」のような雰囲気をともなっているので、ある種の「わざとらしさ」が感じられます。

　たとえば、日本でも、たばこには「あなたの健康を損なうおそれがありますので吸いすぎに注意しましょう」と表示されており、肺がん・心筋梗塞・脳卒中・肺気腫・胎児の発育障害などの影響があると警告されています。喫煙による年間死亡者数は、男性で15万人程度、女性で3万人程度と見積もられています。非常に深刻な問題です。

　また、肥満についても、心臓、膝・腰への負担、睡眠時無呼吸症候群、メタボリック・シンドローム（高血圧・高血糖・高脂血症など生活習慣病を起こしやすい状態）などの危険があると言われています。

　私たちは、リスクのあるものを並べ立てて、一方の危険性を理由に他方を正当化するようなことはすべきではないと思います。放射線・喫煙・肥満それぞれの問題に正面から向き合い、それぞれに「より安全な生き方」を実現する方法を提案し、地道に取り組んでいかなければならないと思います。

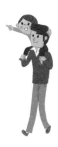

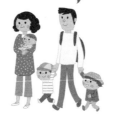

保育者から

Q26 健康 散歩に行ったときなど、水たまりになっている場所は、どの程度の線量なのでしょうか？ 子どもが入ったりしても大丈夫でしょうか？

A 水たまりに入ってもまったく問題はありません。

　事故直後の雨水はかなり強く汚染されていましたが、今は放射能汚染は検出されません。

　2016年5月、福島市のある保育園から、「水を張った状態の田んぼの泥には放射性セシウムが約250ベクレル／kg入っているのだが、保育の一環として田植えをしても大丈夫でしょうか？」という問い合わせがありました。たとえば、私たちが食材として使う大豆には、自然放射性物質であるカリウム40が500ベクレル／kgぐらい入っていますが、もしも大豆に手を差し込んでも「被ばくする」などと感じないのなら、田んぼの泥もその程度のことです。カリウム40はセシウム137と同じように、ベータ線やガンマ線を出す放射性物質で、危険度は似たり寄ったりです。

　後日、園長先生から、こんな報告をいただきました。

　「おかげさまで本日、田植を5年ぶりにしました。年長児14人が地域のおじさんたちの力を借りて苗を植えていきました。田んぼの土、水、苗、どれをとっても生きるためには大事なものばかりです。米の品種は『天の粒』と言います。甘みがありもちもちしています。秋には稲刈りもします。成長を楽しみながら待ちたいと思います。子どもたちは植えるのに集中しつつ、最後は、泥の中におしりや腕を投げ込み、大はしゃぎでした」

Q27 【健康】 保育所の庭でどろんこ遊びをさせたいのですが、大丈夫でしょうか？ まつぼっくりなどは、拾って遊んでも大丈夫でしょうか？

A 保育所の庭でどろんこ遊びをするには、一度庭の土の放射能を測ってみるのが安心のもとです。

　必要なら「福島プロジェクト」もお手伝いできます。私たちはどこへでも出かけて、現場で土の放射能を測定しますが、あわせて周囲の放射線環境を総合的に見立てることもできますので、要望があれば遠慮なくご連絡ください。

　一般的に言えば、「帰還困難区域」やその周辺の放射能汚染の高い地域を除けば、どろんこ遊びにとくに問題はないと思われますが、園児も保護者も保育者も、安心してどろんこ遊びを受け入れられるためには、測定して汚染の有無を確認するのがよいと思います。

　また、まつぼっくりや椿の実などは、子どもたちも興味をもつので、保育の大事なツールですね。手で扱ったり、色を塗ったりして遊ぶ分にはまったく問題ありませんが、どうしても気になれば測定してみることをおすすめします。「福島プロジェクト」もお手伝いできますが、近くに市民放射能測定所などがあれば相談してみてください。また、測定するほどではないがなんとなく気になるということでしたら、ビニール袋にまつぼっくりや椿の実を入れ、水と中性洗剤を加えて5分ほど振ったり、もみ洗いをしてください。

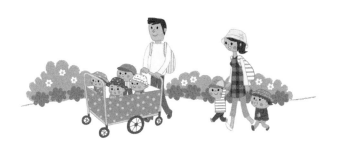

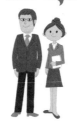

教職員から

Q28 健康 環境 小学校の教員です。「県外」のボランティア団体からいただいた「どんぐり」を念のため検査したところ、500ベクレルを超えるセシウムが検出されました。これを集めてくれた団体の方の健康も心配ですが、なぜ、県外では食べるもの以外を検査しないのでしょうか？

A そのどんぐりは、大豆に含まれる自然放射性物質カリウム40の濃度（約570ベクレル／kg）と同じ程度なので、心配するような放射能濃度ではありません。

私たちが日々利用する主な食品のカリウム40濃度は**表2**のとおりです。

表2 ● 主な食材中のカリウム40濃度（可食部1キログラムあたりのベクレル）

卵	36	にんじん	120	精白米	33
ヨーグルト	45	大根	72	食パン	29
さんま	42	トマト	69	黒砂糖	330
まぐろ	126	しいたけ	51	グラニュー糖	0.6
はんぺん	48	素干し昆布	1,560	赤ワイン	30
豚肉	93	刻み昆布	2,130	白ワイン	23
牛肉	84	みかん	42	清酒	1.2
鶏肉	36	ぶどう	39	焼酎・ウイスキー	0
大豆	570	りんご	33	カレー粉	510
枝豆	207	中華麺	99	食塩	39
ほうれんそう	222	玄米	75	薄口しょうゆ	99
じゃがいも	135	そば	48	濃口しょうゆ	120

大豆を扱っているときに、「放射能で汚染された豆を扱っている」という「危険感」がないのであれば、放射能的にはそれと同じ程度だとお考えください。
　したがって、どんぐりの放射能濃度を測らずに扱っていたボランティア団体の人の健康も心配ありませんが、「食べ物以外のものの放射能汚染にも目を向ける姿勢」は大切でしょうね。

Q29 放射線 中学校の教員です。「放射線教育」が学校で始まりました。「福島で起きていること」「なぜ健康検査をするのか?」などですが、子どもたちに不安をもたせるようで心配です。学校における「放射線教育」のあり方について教えてください。

A 「放射線教育」を行うこと自体は、好ましいことですね。

　が、事故後の経過のなかで「とってつけたような」印象を与えれば、かえって、どうして今さら放射線教育をするのだろうという疑心暗鬼を呼び、場合によっては逆に不安を呼び覚ますことになりかねませんね。目の前の深刻な事態の原因や責任を直視せずに、「怖がってばかりいないでがんばろう」などというだけでは、「無責任」という感じもします。
　学校での「放射線教育」では、原子力問題全般を扱うことはとうていできないでしょうし、子どもたちの心の負担になるような深刻な問題提起もしにくいでしょう。大切なことは、子どもたちが放射能や放射線について基礎的なことをしっかり理解し、リスクを減らすためにどうすればいいのかを自分で判断できる基本的な力量を身につけることでしょうね。
「知識供与型」の教育だけでなく、この事態に適切に対応するために自分はどうすべきかを考え、実践できるような「事態対応力育み型」の教育が期待されます。

Q30 その他 学校における原発事故の「緊急時避難マニュアル」は、どのような内容が必要でしょうか？

A 「緊急時避難マニュアル」には、次のような内容が盛り込まれるべきでしょう。

緊急時避難マニュアル内容案

（1）緊急時に依拠すべき情報源

　外部のどの関係筋が発表する情報に基づいて、学校側のだれが判断を下すのかを明確化することが大切でしょう。専門的な事項について、専門家を助言者とする場合も考えられますが、役割もあいまいなまま複数の専門家に依頼したりすると、かえって混乱するので、注意が必要です。

（2）3つの対処法についての取り決め

　①学校に留まる
　②自治体や政府関係機関が指示する避難先へ移動する
　③注意事項付きで帰宅させる

　以上の3つの方法のどれをどういう場合に選択するのか、あらかじめ原則を協議しておくことが必要でしょう。そのうえで、退避するとした場合には実際の移動手段の確保について、天候・時間帯・予想される道路状況などを検討しておく必要があります。また、学校に留まるという判断の場合に必要とされる水や食料の確保策も事前に検討しておくことが必要でしょう。

（3）保護者などとの連絡

　生徒の保護者との連絡は、たいへん重要なことです。電話・メール・ファックスなどを通じての「学校→保護者」の情報提供だけでなく、「保護者→学校」の照会窓口の明確化、公共放送を通じての情報伝達など、多層的なチャンネ

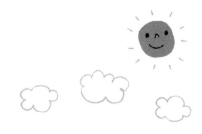

ルを確保しておく必要があるでしょう。そのためには、関係情報機関との事前の協議が不可欠です。

(4) 被ばく線量の評価への備え

事故はいつ起こるか想定できないとすれば、事故にともなってどの程度の外部被ばく・内部被ばくがもたらされたかを評価するためのモニタリング・システム（空間線量率、個人被ばく線量計など）を普段から装備しておくことが必要でしょう。

(5) 甲状腺への影響を防ぐためのヨウ素剤の投与についての方針

自治体とも協議し、ヨウ素剤の保管や配布、投与のタイミング、学校医との連携、事故後の（甲状腺を含む）体内放射能の推定方法などについて取り決めておく必要があるでしょう。

(6) 情報の記録

のちのち、損害賠償などが問題となる場合に備えて、事故時に学校が置かれた放射線環境についての情報、避難などについて学校が下した判断（どのような情報に基づいて、どのような協議の末に誰の責任で判断したか）、避難などの実態、発生した人的・物的被害、諸機関との連絡などについて、客観的な証拠能力のある記録を残す準備をしておくべきでしょう。

6

(基礎知識)

放射線・放射能のABC

もっとよく知りたい人のために

1●原子

① 私たちの世界は、すべて、「原子」でできています。
② 原子は、中心の「原子核」と周囲を回る「電子」から成ります（図1）。
③ 原子核は、プラスの電気を帯びた「陽子」と、電気的に中性の「中性子」から成ります。
④ 電子はマイナスの電気を帯び、原子核内の陽子と同数あるため、原子全体ではプラス・マイナスがつり合っています。
⑤ 陽子数（＝電子数）は「原子番号」と言われ、原子の種類（元素）ごとに決まっており、その元素を表す記号（元素記号）も決まっています。たとえば、水素は原子番号が「1」で記号は「H」、酸素は「8」で「O」、アルミニウムは「13」で「Al」、鉄は「26」で「Fe」、ヨウ素は「53」で「I」、セシウムは「55」で「Cs」、金は「79」で「Au」、ラジウムは「88」で「Ra」、ウランは「92」で「U」、プルトニウムは「94」で「Pu」など。
⑥ 同じ元素でも、原子核内の中性子数が違うものがあり、それによって放射能をもったり、もたなかったりします。たとえば、普通の水素（軽水素）は「陽子1、中性子0」、重水素は「陽子1、中性子1」、

図1●原子の構造

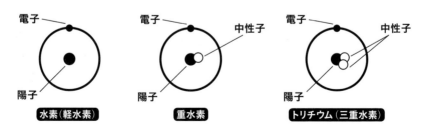

トリチウム（三重水素）は「陽子1、中性子2」で、軽水素と重水素19は放射能をもちませんが、トリチウム（三重水素）は放射能を帯びています。

⑦図1の3種類の水素のように、同じ元素でありながら中性子数が異なるものを「同位元素」（同位体、アイソトープ）と言います。放射能を帯びた同位元素のことを「放射性同位元素（放射性同位体、ラジオアイソトープ、RI）と言います。

⑧陽子数と中性子数を合計した数を「質量数」と言います。原子核の種類（核種）は、「元素名＋質量数」で表されます。たとえば、図1の3種類の水素は、水素1（H1）、水素2（H2）、水素3（H3）と呼ばれます。原発で問題になっているセシウム137は、原子番号55、中性子数82、質量数137の核種を表しています。

図2 ● セシウム137（Cs137）原子の成り立ち

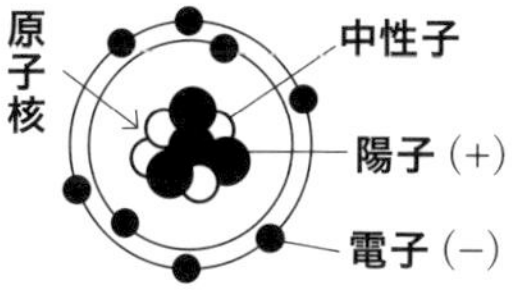

原子		合計			
原子核（中性子・陽子(+)・電子(-)）			82個	中性子数	放射能をもつかどうかは中性子数で決まる
			55個	原子番号	原子の種類は陽子数（＝電子数）で決まる
元素記号	Cs	合計	137個	質量数	Cs137のように「元素記号と質量数」で原子核の種類（核種）を表す

2 ● 放射線と放射能のちがい

（1）放射線

①「放射線」と「放射能」はよく混同されますが、ちがいます。私たちが浴びるのは「放射線」であって、「放射能」ではありません。

②「放射線」は、空中を飛んでいるエックス線、ガンマ線、ベータ線、中性子線などの「線」であり、その正体は、光子、電子、中性子などの素粒子（物質を構成している基本粒子）です。エックス線・ガンマ線は「光子」、ベータ線は「電子」、中性子線は「中性子」で、陽子が飛べば「陽子線」、アルファ粒子（陽子2個と中性子2個のかたまり）が飛べば「アルファ線」。

③「放射線」が体に当たると細胞を傷つけて、障害の原因になります。

④ガンマ線は物質とあまり反応せずに素通りするので遠くまで飛びますが、ベータ線やアルファ線は電気を帯びていて周囲の物質と反応しやすいので、飛距離は短いです。

（2）放射能

①「放射能」は、「放射線を出す能力」のことです。

②普通の原子は「放射能」をもちませんが、ある種の原子は、「勝手に放射線を出して別の種類の原子に変わってしまう能力」をもっています。この能力（性質）を「放射能」または、「放射性」と言います。

③たとえば、原発事故で放出された「ヨウ素131」は、放っておくと勝手にベータ線やガンマ線を出して「キセノン131」という原子に変わってしまいます。キセノン131は、放射能をもっていません。

④ある原子が放射能をもつかもたないかは、原子核の中の中性子の数で決まります。たとえば、自然界にあるセシウム原子（セシウム133）は「陽子数55、中性子数78、質量数133」、原発事故で問題になっているセシウム（セシウム137）は「陽子数55（同じ）、中性子数82、質量数137」です。セシウム133は放射能をもちませんが、セシウム137は放射能をもっています。

⑤放射性物質に薬や微生物を作用させて放射能を消すことはできません。薬の化学反応や微生物の生化学反応は、原子核の外を回って

いる電子の結びつきに作用できるだけで、原子核内の中性子数を変えることはできないからです。だから、放射能を無害化（中和）するクスリは今もないし、将来もできません。

⑥人間がガンマ線やベータ線を浴びても、その人が放射能をもつわけではありません。放射線を浴びればその人は体に傷を受けますが、その人自身が放射線を出すようになるわけではありませんので、その人に近づいたからと言って、他の人が放射線を浴びるわけではありません。

3 ● 放射線の被ばく量の単位 ── シーベルト

（1）単位シーベルト

放射線をどれだけ浴びたかを表す単位は「シーベルト」で、記号では「Sv」と書きます。スウェーデンの科学者ロルフ・マキシミリアン・シーベルトの名前に由来します。

（2）致死線量

人間は一度に7シーベルトぐらい浴びると急性放射線障害で死亡する危険があります。これを「全致死線量」といいます。また、4シーベルトぐらい浴びると約50％の人が1か月程度で死亡します。これを「半致死線量」といいます。

（3）ミリシーベルト・マイクロシーベルト

1シーベルトの1000分の1を「1ミリシーベルト」と言い、「1mSv」と書きます。1シーベルトの100万分の1を「1マイクロシーベルト」と言い、「1μSv」と書きます。

(4) 私たちが被ばくする放射線の例

①自然放射線による年間被ばく線量

宇宙線	0.26 ミリシーベルト
大地放射線	0.29 ミリシーベルト
吸入	0.64 ミリシーベルト
経口摂取	0.98 ミリシーベルト

合計＝2.2 ミリシーベルト／年

出所：下道國ほか『日本の自然放射線による線量』"Isotope News"（2013年2月号）No.706

②医療上の被ばく——日本人の平均的医療被ばく＝3.9 ミリシーベルト／年

〈2011年〉

胃のエックス線検査	3〜5 ミリシーベルト／回	手技により異なる
胃の透視検査	5〜30 ミリシーベルト／回	
頭部CTスキャン	50 ミリシーベルト／回	手技により異なるので、だいたいの目安
胸部CTスキャン	20 ミリシーベルト／回	
腹部CTスキャン	30 ミリシーベルト／回	

4 ● 放射能の強さの単位 —— ベクレル

(1) 1秒に1個＝1ベクレル

「1秒あたり何個の放射性原子が放射線を出して別の原子に変わりつつあるか」を「放射能の強さ」と言い、「1秒に1個」の場合を「1ベクレル」と言います。記号では「Bq」と書きます。「ベクレル」は、放射能を発見したフランスのアントワーヌ・アンリ・ベクレルの名前に由来します。

(2) 食品基準「100ベクレル／kg」の意味

　食品の放射性セシウムの基準「100ベクレル／kg」の意味は、その食品1キログラム中で、毎秒100個の放射性セシウム原子が放射線を出しているということです。

（3）食品中の自然放射性物質カリウム40

　私たちが毎日食べている食品の中には天然の放射性物質「カリウム40」が入っており、その放射能の強さは、以下のようです。

りんご・ぶどう・みかん	30 〜 40（単位：ベクレル／kg）
玄米	約75
白米	30 〜 35
牛肉・豚肉	80 〜 90
にんじん・じゃがいも	120 〜 130
大豆	500 〜 600

（食品別の放射能の濃度は78ページの表を参考にしてください）

（4）食品中のカリウム40はなくせない

　カリウム40は半減期が12億8千万年の放射性物質で、今後も自然界にあり続けます。煮たり焼いたりしても、カリウム40の放射能は変わりません。また、食品からカリウム40を洗い流す方法はありません。

（5）カリウム40による内部被ばく

　毎日の食事を通じてカリウム40を体内に取り込んでいるため、私たちの体の中には3,000〜4,000ベクレルのカリウム40があり、それによって私たちは「年間約170マイクロシーベルト（＝0.17ミリシーベルト）」の内部被ばくを受けています。カリウム40は、原発で問題になっているセシウム137と同じように、ベータ線やガンマ線を出します。

5●放射線の影響

（1）確定的影響

　一度に多量の放射線を浴びると、皮膚なら脱毛や潰瘍、目なら白内障のような障害が起こります。これらの障害は、放射線を「限界線量」（しきい値）

以上浴びたときに起こりますが、「限界線量」以下の被ばくでは起こりません。このような影響のことを「確定的影響」と呼びます。被ばく線量が大きいほど、障害の程度がひどくなります。

(2) 確率的影響

　少ない被ばくでも、少ないなりの確率でがんや白血病が起こる危険があります。がんや白血病は、たくさん浴びれば高い頻度（確率）で起き、少ない被ばくなら低い頻度（確率）で起きます。このような影響は「確率的影響」と呼ばれます。遺伝的影響も「確率的影響」の一種と考えられています。

6 ● 放射線はどのように測る？

　放射線を測る道具（放射線測定器）にはいろいろな原理のものがありますが、ここでは私たち福島プロジェクトが利用している方法を紹介します。

(1) 空間放射線量率（空間を飛び交っている放射線のレベル）

　空間の放射線のレベルは、ふつう、地表面や地上1メートルのところに、「1時間あたり何マイクロシーベルト」の放射線量があるか（マイクロシーベルト／時）で表します。

　「福島プロジェクト」は、主として「ホット・スポット・ファインダー（HSF）」という測定システム（株式会社日本遮蔽技研製）を利用しています。

➡ p.20

　この測定システムは、「GPS（人工衛星からの電波を受信して、今どこにいるかを正確に知るシステム）」と「放射線検出器」と「パソコン」で構成されています。この測定システムを持って歩きまわると、歩きまわった場所の空間放射線のレベル（マイクロシーベルト／時）がすぐにパソコン上の地図に数値と色分けで表示されます。それをもとに描き起こした地図。➡ **p.22、p.32**

　放射線検出器には「ヨウ化セシウム結晶」という物質が使われていますが、

この物質にガンマ線が当たると結晶内で微細な光が発生するので、それを電気信号に変えてカウントしています。

(2) 人間の被ばく

「福島プロジェクト」は「ミニドース」(アメリカ RAE 製)という個人被ばくモニターを利用しています。▶ p.21　この測定器も、検出部にはヨウ化セシウム結晶を用いていますが、被ばくした線量を1日単位で記憶しているので、この装置を一定期間(たとえば1か月間)身につけて生活したあと回収してパソコンにつなぐと、過去1か月分の被ばく線量が、1日単位で数値とグラフで表示されます。▶ p.25

被ばく線量を測定する方法には、このほかにも、フィルムバッジ、ガラスバッジ、熱蛍光線量計(TLD)、OSL 線量計などがあります。フィルムバッジは、放射線によってフィルムが感光する作用を利用したものです。ガラスバッジ、熱蛍光線量計、OSL 線量計は、それぞれ違う物質を検出器に用いていますが、いずれも、放射線を浴びたあと検出器に紫外線や熱や光を作用させると、被ばくした線量に応じた蛍光を発する現象を利用しています。福島市などでは、事故後の市民の被ばく線量の測定にガラスバッジが使われました。

7 ● 放射能はどのように測る？

「放射能の強さ」を測る方法にもいろいろな原理のものがありますが、ここでは私たち福島プロジェクトが利用している方法を紹介します。

(1) 土・野菜・水などの放射能濃度の測定

測定器は、図3のように、測定試料(土・野菜・水など)から放出される放射線を「放射線検出部」で光などに変換し、それを電気信号として取り出して測ります。「放射線検出部」にはヨウ化セシウムやヨウ化ナトリウムな

どが使われ、いずれも、ガンマ線が当たると光が発生する性質をもっています。

測定試料からたくさんのガンマ線が放出されれば「検出部」でたくさんの光が発生し、それが電気信号に変換されて出てきます。その電気信号を計数装置で「1秒間に何発」と数えます。たとえば「5カウント／秒」だったとしましょう。

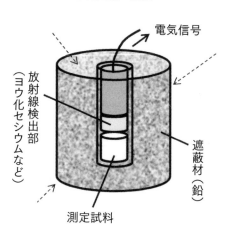

図3 ● 放射線測定器の構成

一方、あらかじめ放射能濃度がわかっている「標準線源」（たとえば、100,000ベクレル／kgの放射能を含む線源）を使って同じように測定し、「1秒間に何発」の電気信号があるかを数えておきます。たとえば「1,000カウント／秒」あったとしましょう。

そうすれば、試料の放射能濃度は、単純な比例計算で、下のように計算できます。

$$試料の放射能濃度 = 標準試料の放射能濃度(100{,}000\,\text{Bq}/\text{kg}) \times \frac{5}{1{,}000} = 500\,(\text{Bq}/\text{kg})$$

【注】図3には「遮蔽材（鉛）」と書いてありますが、これは、まわりからくる放射線（バックグラウンド放射線）をさえぎるためのものです。測定試料からの放射線が「5カウント／秒」しかないときに、周囲から「1,000カウント／秒」ものバックグラウンド放射線が入ってきたら、どうでしょう？バックグラウンド放射線は気まぐれに変動するので、その変動幅の中に試料からの放射線のカウントが埋もれて、測れなくなっ

てしまいます。そのため、このような測定では「バックグラウンド放射線をどのように減らすか」が勝負どころで、通常、分厚い鉛が使われます。鉛は高価でとても重いので、車で運べる手ごろな測定器というわけにはいかなくなります。

「なるべく低い放射能汚染まで測りたい」という要求と、「そんなに高価で重いものにしたくない」という要求の折り合いをつける必要があるため、測定器によって「検出限界」（バックグラウンドの変動幅に隠れずに測定できるギリギリの限界値）には差があります。

（2）人間の放射能汚染──ホール・ボディ・カウンター

人が体の外から浴びる放射線被ばく（外部被ばく）は、ミニドースやガラスバッジなどの個人被ばく線量計で手軽に測れますが、体の中に入った放射能を測定するにはどうするのでしょうか？

原理的には、図4のように、できるだけバックグラウンドが低い部屋に設えられた椅子に被験者を座らせて、体幹部（おなかや胸や甲状腺〈喉のところにある〉にできるだけ密着させた放射線検出器で放射線を測ります。椅子に寝るタイプではなく、ベッドに寝るタイプ、立ったままの状態で測定するタイプなど、いろいろあります。検出器がおなか側ではなく、背中側に設えられている場合もあります。このような装置は「ホール・ボディ・カウンター」と呼ばれます。

いずれの場合も、体内の放射性物質から放出されるガンマ線を、体の外に設えた放射線検出器で測定する原理

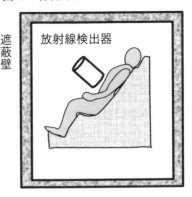

図4 ● 体内汚染の測定

は同じです。

　この場合も、わかった量の放射能を含んだ標準線源を測定したときのカウント数と、実際の人間を測ったときのカウント数を比較して、体内の放射能の強さを計算します。標準線源は「ヒト型のマネキンに放射能を仕込んだもの」で、「ファントム」と呼ばれます。

　やはり宇宙線などのバックグラウンド放射線が測定のじゃまをするので、できるだけ遮蔽したいのですが、人が入れるような大きなスペースを、放射線遮蔽効果の高い鉛などの金属で囲むのはコストがかかります。

　また、同じレベルの放射能汚染の場合でも、放射性物質が検出器のすぐ近く（胃など）にまとまって存在しているのか、それとも、体の中のあちこちに分散しているのかによってカウント数が大きく変わるので、測定精度には限界があります。

　「ホール・ボディ・カウンター」は原発事故直後には福島県下にほとんどありませんでしたが、その後、市民測定用にたくさん導入され、役立てられました。

8 ● 自然放射線

（1）宇宙線

　宇宙から地球に降り注いでいる粒子で、私たちの体にも毎秒およそ100個の宇宙線が貫いています。上空ほど宇宙線がたくさん飛び交っているので、高度10,000メートル以上を飛ぶ国際線の飛行機に乗ると、被ばくレベルが上がります。

　図5は、私が、2012年8月4日、ヘルシンキ空港（フィンランド）から関西国際空港（日本・大阪）間への飛行中、5分おきに機内で放射線のレベルを測ったものです。フライト前の機内では0.05マイクロシーベルト／時

図5 ● ヘルシンキー大阪間の機内での放射線量率の変化

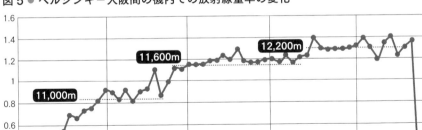

のレベルでしたが、飛行機の上昇とともに増大し、1マイクロシーベルト／時を超えました。

(2)地殻放射線

　地中に含まれている自然放射性物質から放出される放射線を「地殻放射線」といいます。食品中に含まれる自然放射性物質として紹介したカリウム40が中心ですが、花崗岩質の土地では、ウランやトリウムという自然放射性物質も含まれているため、地殻からの放射線レベルが上がります。

　たとえば、地中に含まれるウラン238は半減期約45億年の放射性物質で、以下のように次から次へと変化し、最後には「鉛206」になってしまいます。

　　ウラン238→トリウム234→プロトアクチニウム234→ウラン234→トリウム230→ラジウム226→ラドン222→ポロニウム218→鉛214→ビスマス214→ポロニウム214→鉛210→ビスマス210→ポロニウム210→鉛206

　このように次々と別の原子に姿を変えていく現象は「系列崩壊」と呼ばれ、最初のウラン238を「親核種」、それ以下の生成物を「娘核種」と呼びます。

ウラン238を親核種とする系列は、とくに「ウラン系列」とも呼ばれます。

地中にウラン238があれば、「系列崩壊」でつくり出されるさまざまな放射性物質も地中に同時に含まれることになります。なかでも、「ラドン222」という物質はガス状であるため、地中から大気中にしみ出し、呼吸によって私たちの体内に入って内部被ばくの原因になります。

このほか、ウラン235から始まる「アクチニウム系列」、トリウム232から始まる「トリウム系列」もあって、同じようにいろいろな放射性物質をつくりだします。「トリウム系列」の途中に現れる「ラドン220」は、別名「トロン」とも呼ばれ、これもラドン222と同じように大気中を漂って呼吸により内部被ばくの原因になります。

【注】室内のラドンによる被ばく

アメリカの環境保護庁(EPA)によると、アメリカの肺がんの20%は、住居などの建築材料から放出されるラドンガスが原因である可能性があると警告されましたが、ヨーロッパでも、とくにフィンランド、スウェーデン、スペイン、フランス、ポルトガルなどでは大気中のラドン濃度が高く、そのためフィンランドやスウェーデンでは(外部被ばく・内部被ばくの合計が)年間6〜7ミリシーベルトにも達します。世界平均2.4ミリシーベルト／年の3倍ぐらいです。

日本ではラドンによる被ばくは世界平均の半分以下と言われており、(外部被ばく・内部被ばくの合計は)2.2ミリシーベルト／年程度です。

福島プロジェクト
メンバー・プロフィール

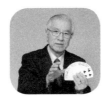

安斎育郎（あんざい・いくろう）

立命館大学名誉教授。安斎科学・平和事務所所長。専門は、放射線防護学・平和学。東京大学工学部卒業。工学博士。
趣味はマジック、保育園などでは人気の「手品のおじいちゃん」。
1940年に東京で生まれ、4〜9歳を福島県二本松で暮らす。40年以上原発批判に取り組む。

著書に、『福島原発事故──どうする日本の原発政策』（2011年）、『フクシマから学ぶ原発・放射能』（2012年、ともにかもがわ出版）、『原発事故の理科・社会』『安斎育郎先生の原発・放射能教室 全3巻』（ともに新日本出版、2012年）ほか多数。
共著書に、『それでも、さくらは咲く』（さくら保育園編、かもがわ出版、2014年）など。

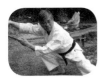

桂川秀嗣（かつらがわ・ひでつぐ）

東邦大学名誉教授。理学博士。専門は、レーザー分光学、原子核物理学。
太極拳は教室を開いてきたほどの腕前。

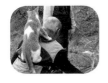

佐藤 理（さとう・おさむ）

福島学院大学教授。専門は、学校保健、健康教育学。
「コープふくしま」の食品放射能調査にも協力。調査中、猫に気に入られて。

山口英俊（やまぐち・ひでとし）

株式会社SWRエンジニア。放射線測定技術の改良・開発に携わる。放射線測定や放射能分析で、重要な役割を果たす。

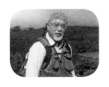

早川敏雄（はやかわ・としお）

合資会社 太陽エンジニアリング技術者。
「歩く測定器」の異名をもつ。山も祭りも好きな音楽好きの下町人間。

あとがき
私たち親世代の責任

「いやあ、参りましたよ」

　立命館災害復興支援室の先生が、そう言いました。

　2015年12月20日、福島県と学校法人立命館が共同でシンポジウム「ふくしまの今を語ろう」を開いたときのことです。立命館は学生の被災地支援活動をサポートしていますが、この日の演壇には産業社会学部の西崎芽衣さんの姿がありました。

　西崎さんは立命館の復興支援団体「そよかぜ届け隊」のメンバーでしたが、福島に通ううちに「もっと長期的に住民に寄り添いたい」と考え、1年間休学して福島に移り住み、原発から15キロほどの楢葉町の一般社団法人「ならはみらい」に嘱託職員として勤めることにしたのです。この日は、復興支援に取り組む留学生も登場しました。

　ところが、このシンポジウムの準備過程で、災害復興支援室担当の教員のところに、ある人から「学生を危険な福島に送るなど、もっての外」という執拗な抗議の電話があったというのです。「対話にならない対話」は、1時間にも及んだということでしたが、その方は、あたまから「福島＝危険」と決めつけているようです。私が感じているところ、程度の差はあれ、「福島＝危険」と考えている人は国内外を問わずたくさんいます。

被ばくという点からみれば、私がこれまでの人生でいちばん放射線を浴びたのは、75歳の誕生日に受けた大腸内視鏡手術がらみで受けた腹部エックス線CTスキャンによるものです。事故後の福島通いは延べ100日を超えますが、浴びた線量は合計しても0.1〜0.2ミリシーベルトでしょう。CTスキャンではその50倍以上の線量を浴びています。だから、医療被ばくを減らす努力は、とても重要な国民的な課題です。

　本書でもくり返し書いたように、「事態を侮らず、過度に恐れず、理性的に向き合う」ことが大切だと思いますが、そうやさしくはありません。しかし、私たちは、かたくなに「福島＝危険」という決めつけや思い込みに陥る前に、実態を科学的に把握し、本書でまとめた「被ばくを減らす４つの方法」を実践し、リスクの最小化を図ること――これこそ、深刻な事故を防ぎ切れなかった私たち親世代の、子どもや孫たちに対する責任なのではないでしょうか？

　本書が役立つといいなあ――「福島プロジェクト」は、心からそう願っています。

安斎育郎

```
　　　　安斎科学・平和事務所

　　TEL：075-741-7267（月・水・金 午後在室）
　　FAX：075-741-7282

　　〒600-8216
　　京都市下京区東塩小路町547-4
　　ステーションコートヤード802
```

★本書の企画・制作に、お力添えくださったみなさまに、心よりお礼申し上げます。
写真提供：さくら保育園

カバー・本文イラスト、カバーデザイン ● コダシマ アコ
本文デザイン・DTP ● 青山 鮎

子育ち・子育て 被ばくカット マニュアル
あなたにもできる被ばくを減らす4つの方法

2016年11月20日　第1刷発行

編著者 ● 安斎育郎

発行者 ● 竹村正治
発行所 ● 株式会社　かもがわ出版
　　　　〒602-8119　京都市上京区堀川通出水西入
　　　　TEL 075-432-2868　　FAX 075-432-2869
　　　　振替　01010-5-12436
　　　　ホームページ　http://www.kamogawa.co.jp

印刷所 ● 株式会社　光陽メディア
ISBN　978-4-7803-0878-5　C0036